Schlaf
gut!

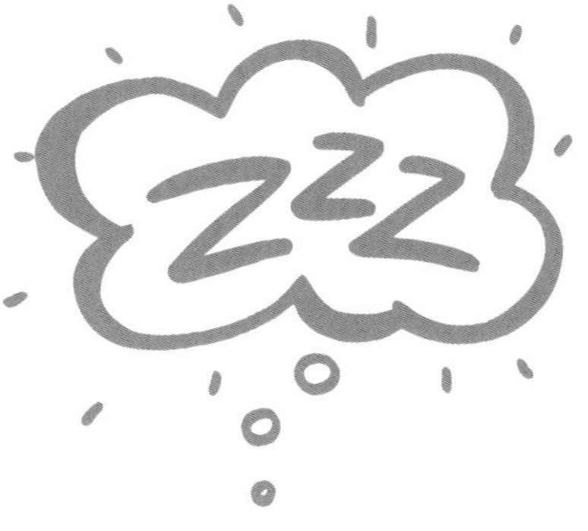

Berenkamp

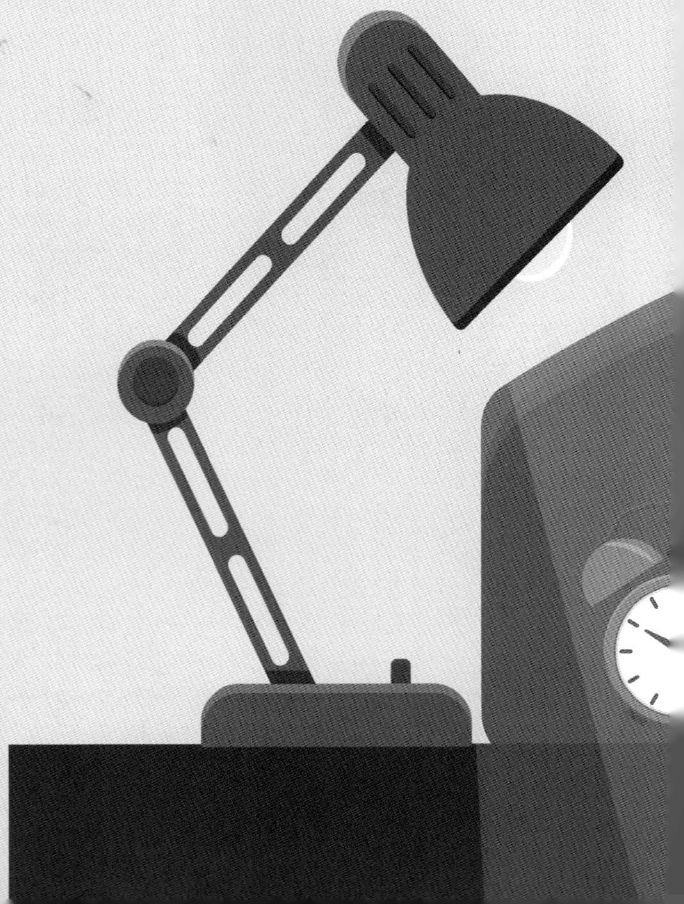

Birgit **Blassnick**

Schlaf gut!

Mit ganzheitlicher energetischer Balance zu mehr Wohlbefinden

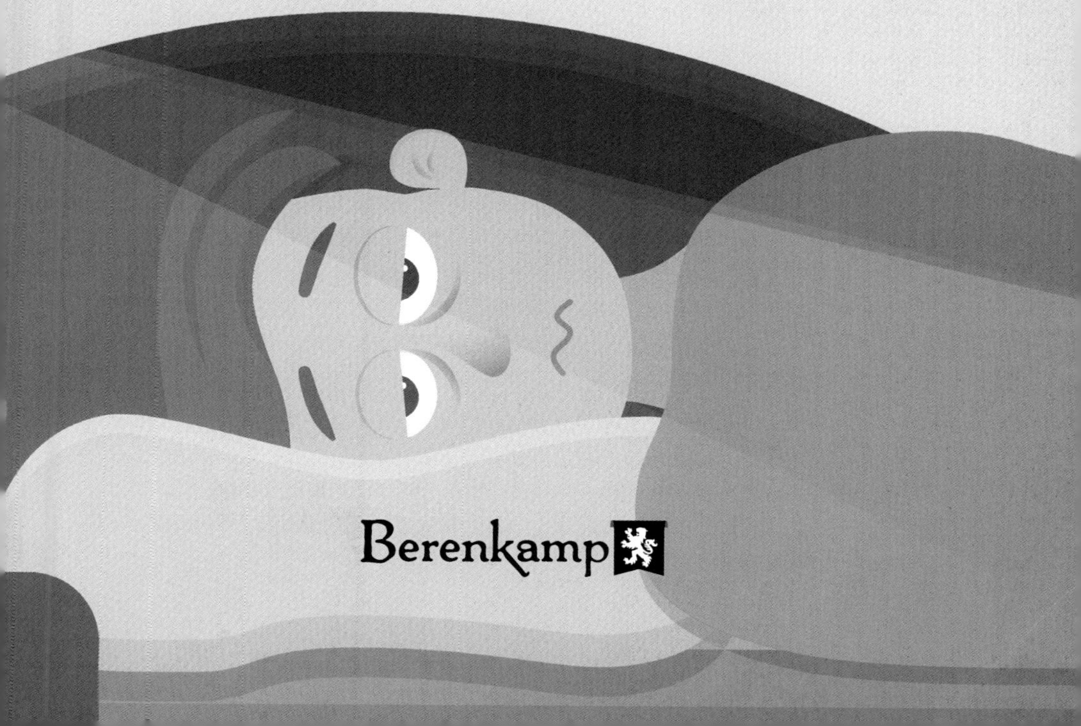

Berenkamp

Berenkamp

Berenkamp Buch- und Kunstverlag
Wattens
www.berenkamp-verlag.at
ISBN 978-3-85093-393-3

Bibliografische Information der Deutschen Bibliothek

Die Deutsche Bibliothek verzeichnet diese Publikation in der Deutschen Nationalbibliografie; detaillierte bibliografische Daten sind im Internet über http://dnb.ddb.de abrufbar.

Oktober 2019

Für Heli und Udo!

Möget ihr immer gut schlafen, sodass sich eure Zellen gut regenerieren.

Herzlichst Birgit

Schlaflos

Aus Träumen in Ängsten bin ich erwacht;
Was singt doch die Lerche so tief in der Nacht!
Der Tag ist gegangen, der Morgen ist fern,
Aufs Kissen hernieder scheinen die Stern'.
Und immer hör' ich den Lerchengesang;
O Stimme des Tages, mein Herz ist bang.

Theodor Storm

Inhaltsverzeichnis

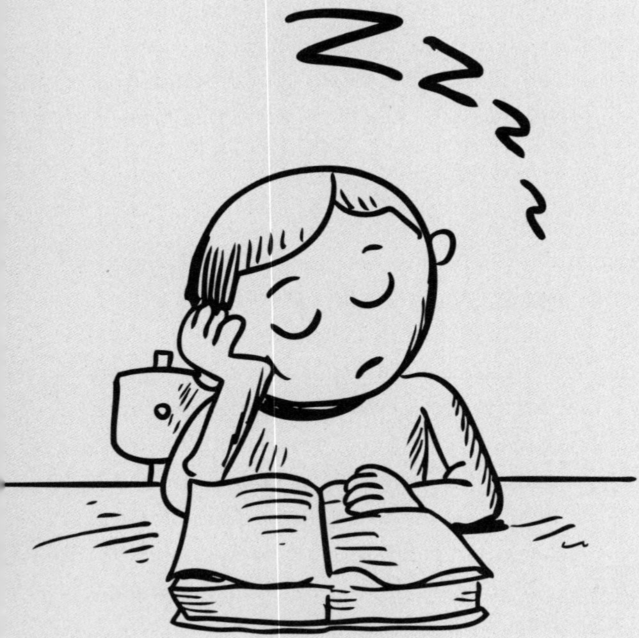

Einleitung

Bei meiner energetischen Arbeit erzählen meine Klienten oft, dass sie schlecht oder unruhig schlafen und dass sie der Schlafmangel ziemlich stresst. Oftmals greifen sie dann zu allen erdenklichen „Strohhalmen“ (sprich: Medikamente, überteuerte Bettensysteme usw.), um ihr Schlaf-Wach-Verhalten wieder ins Gleichgewicht zu bringen.

Historische Quellen besagen auch, dass Schlafentzug in früheren Zeiten als Foltermethode verwendet wurde. Erwiesen ist, dass länger dauernder Schlafentzug das Wohlbefinden stark beeinflusst und in der Folge das körpereigene Abwehrsystem schwächt und zu gesundheitlichen Disharmonien führen kann. Defizite beim Schlaf können zu vielfältigen körperlichen Schwächen führen, beispielsweise zu Blutdruck- und Blutzuckerschwankungen, Herzrhythmusstörungen, Nervosität, Überreizung und Schmerzen. Sollten Sie unter den genannten Symptomen leiden, ist eine medizinische Abklärung der Ursachen wichtig. Ihr Arzt und Ihr Energetiker können Sie dann gemeinsam unterstützen!

Eine Studie von Neurowissenschaftlern der University of California in Berkeley zeigt, dass es Wechselwirkungen gibt zwischen Schlaf und Schmerzempfinden. Wer schlecht schläft, ist schmerzempfindlicher, und wer mehr Schmerzen empfindet, schläft schlechter. Während des Schlafens laufen viele unbewusste Reparaturprozesse im Körper ab, und es dauert recht lang, bis unser Körper auch für andere Menschen wahrnehmbare Signale sendet. Müde, gereizte und launische Menschen berichten oft über ungenügenden Schlaf, man ist weder körperlich noch geistig voll leistungsfähig und vernachlässigt dadurch manchmal auch seine sozialen Kontakte.

Wer ein paar Tage hintereinander nicht gut schläft, ist für Suggestionen von außen leichter empfänglich. Viele Menschen greifen bei Schlafblockaden als Erstes zu den bekannten Hausmitteln wie Baldrian oder Passionsblume. Bringen diese nicht den gewünschten Erfolg, ist der Weg zu stärkeren Schlafmitteln nicht mehr weit. An diesem Punkt angelangt, spielt es zumeist auch keine Rolle mehr, ob es logisch begründbar ist, ein neues und überteuertes Betten- oder Matratzensystem anzuschaffen.

Wie wäre es sonst möglich, dass sich ein Mensch freiwillig in ein Stromfeld auf einem chemischen Cocktail, auch Wasserbett genannt, zur Ruhe bettet? Fast jeder weiß, dass es nicht gesundheitsfördernd ist, sich auf Wasser zu legen. Um im Schlaf nicht zu sehr auszukühlen, muss das Wasser in der Plastikummantelung ständig geheizt werden. Zusätzlich muss auch chemisch aufbereitet werden, weil sonst in relativ kurzer Zeit ein unangenehmer, fauliger Geruch entstehen würde.

Der Trend geht derzeit zu Boxspringbetten, die allerdings auch nicht generell besser sind als normale europäische Betten. Es gibt – wie überall – gute und schlechte Varianten. Ein Boxspringbett besteht aus drei Teilen: Unterfederung, Matratze und Auflage („Topper"). Es gibt keinen herkömmlichen Lattenrost, sondern nur die Unterfederung in einem Kasten, der sogenannten Box. Und die ist verantwortlich für die Qualität des Betts. In der Box sind entweder Taschenkernfedern, die genau dort nachgeben, wo Sie liegen, oder Bonellfedern, die durch Drähte miteinander verbunden und sehr weich sind, wodurch das Gewicht auf eine größere Fläche verteilt wird. Dann erst kommt die Matratze, die zumeist wieder einen Federkern aus Metall hat, und zuletzt eine Auflage aus ungefähr zehn Zentimeter Kaltschaummasse.

Bei einem normalen Bett mit Lattenrost oder Bodenplatte werden teilweise die Federkernmatratzen verbannt, weil sich das elektrische Feld in den metallhaltigen Sprungfedern noch verstärkt. Eine Matratze aus Naturmaterialien (Rosshaar, Kokos, Latex usw.) kann durch nichts ersetzt werden: Sie ist der erste Baustein, um gesund zu schlafen! Dasselbe gilt für das Bettgestell, auch dieses sollte aus Naturmaterialien bestehen und möglichst wenig Metallteile (Schrauben, Nägel, Winkel u. ä.) aufweisen. Die Belüftung der Matratze ist ebenfalls ein wichtiger Teilaspekt. Ob jedoch ein Lattenrost oder eine Unterplatte verwendet wird, hängt von den individuellen Bedürfnissen des Schläfers ab.

Bevor eine teure Anschaffung gemacht wird, sollte der Schlafplatz auf Störzonen untersucht werden. Vielleicht hat ja „nur" der Baubeginn des Nachbarhauses das energetische Gefüge auseinandergebracht, oder eine

FÜR DAS HÖLZERNE BETTGESTELL EIGNEN SICH VERSCHIEDENE BAUMARTEN

Zirbe: beruhigt das Herz und sorgt für einen guten Schlaf.

Ulme: kann bei Darmproblemen und Entzündungen unterstützen oder den Betroffenen bei starkem Stress und dem Gefühl, den Aufgaben nicht gewachsen zu sein, stärken.

Linde: hat viele „lindernde" Eigenschaften, unter anderem schenkt sie Geborgenheit und Trost.

Lärche: kann – wie die Lärchenpechsalbe – unterstützend wirken bei Entzündungen, außerdem bietet das Lärchenbett Schutz und wirkt gemütlich.

Eibe: regt die Selbstheilungskräfte an.

Tanne: Das Fichten- und das Tannenbett sind aus energetischer Sicht besonders für Menschen ohne gute Erdung geeignet. Die Tanne steht auch für Fruchtbarkeit und Wachstum.

Kiefer: fördert Langlebigkeit, Kommunikation, Geselligkeit und Geduld.

Birke: verhilft den Vermittlern zwischen den drei Welten (Unterwelt, Erde und Kosmos) schon seit Urzeiten zu prophetischen Träumen und bringt die Körpersäfte in Fluss.

Fichte: gibt nach römischen Aufzeichnungen Hoffnung, bringt Klarheit und löst aus Abhängigkeiten.

Wasserader ist durch ein Erdbeben verlegt worden. Nach einer Austestung wissen Sie, wohin Sie Ihr Bett stellen sollen und welches Holz für Sie geeignet ist.

Es gibt unzählige Gründe, warum man plötzlich am selben Ort nicht mehr so gut schläft wie früher. Nicht nur das Schlafverhalten und das Schlafbedürfnis ändern sich mit der Zeit, auch der Zustand der körperlichen Organe oder des seelisch-geistigen Befindens. Zudem können energetische, geomantische, radiästhetische, kosmische, baubiologische und viele andere Faktoren den Schlaf beeinflussen. Schlaflosigkeit ist nur selten das Ergebnis einer einzigen Disharmonie. Aus diesem Grund ist Schlaflosigkeit aus energetischer Sicht entweder die Folge eines Ungleichgewichts im seelischen, geistigen oder körperlichen Bereich des Menschen oder aber im raumenergetischen Bereich angesiedelt.

Das vorliegende Buch dient der Information, welche energetischen Möglichkeiten Ihnen bei Schlaflosigkeit zur Verfügung stehen. Es wird jedoch kein Anspruch auf Vollständigkeit erhoben. Die getroffenen Aussagen sind nicht als Heilversprechen zu werten; jeder Leser ist eingeladen, diesem Buch das ihm Wichtige, Verständliche und Brauchbare zu entnehmen. Ich treffe keine medizinischen und/oder diagnostischen Aussagen; mein Buch ersetzt auch keine ärztliche Behandlung! Setzen Sie verordnete Medikamente nicht ohne ärztliche Rücksprache ab!

Es wird keinerlei Gewährleistung und/oder Haftung für die persönliche Anwendung oder Nichtanwendung der Ratschläge und Tipps übernommen. Die gewerbliche Nutzung dieses Buches ist – auch auszugsweise – verboten!

Im vorliegenden Text wird aus Gründen der leichteren Lesbarkeit auf die geschlechtsspezifische Differenzierung verzichtet. Sämtliche Bezeichnungen gelten im Sinne der Gleichbehandlung für Personen beiderlei Geschlechts.

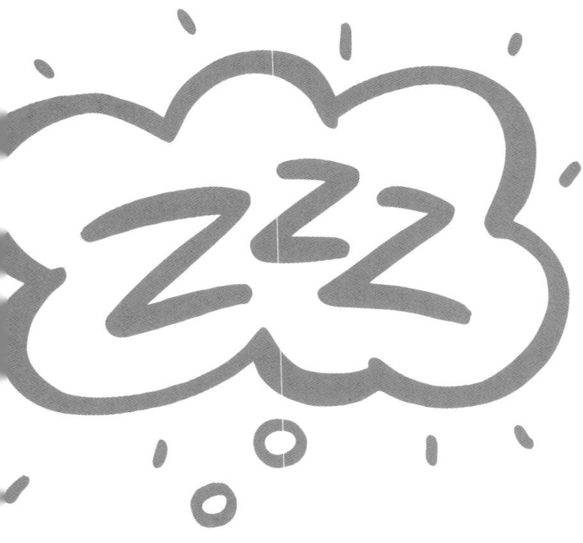

■ ERHOLSAMER SCHLAF

Unter erholsamem Schlaf verstehe ich die ausreichende Schlafdauer ohne Beeinträchtigungen, damit sich Körper, Geist und Seele von den Belastungen des Alltags erholen können und man sich selbst regenerieren kann. Für die Gesundheit und die Zufriedenheit ist zwar die Qualität des Schlafs aussagekräftiger als die Quantität, dennoch halte ich es persönlich für wichtig, eine zufriedenstellende Stundenanzahl zu schlafen. Der Schlaf ist ein zentrales menschliches Grundbedürfnis, das jedoch individuell verschieden stark ausgeprägt ist.

Mutter Natur hat uns mit dem täglichen Schlaf eines der besten Mittel für Gesundheit und Wohlbefinden zur Verfügung gestellt. Die Vorteile für die Gesundheit und das Wohlbefinden, die der erholsame Schlaf mit sich bringt, sind vielfältig. Sie lassen sich auch allesamt mühelos in 24 Stunden erneuern und aufstocken.

- Schlaf fördert unter anderem im Gehirn die Fähigkeit, Dinge zu lernen. Wir können uns besser erinnern und dadurch auch logische Entscheidungen treffen.
- Soziale und psychische Herausforderungen verlangen tagtäglich einen kühlen Kopf; auch sie können wir mit erholsamem Schlaf und der dadurch geförderten Regeneration unserer Zellen erfolgreich meistern.
- Schlaf unterstützt die Abwehrkräfte und bringt den Stoffwechsel in Ordnung; dafür werden der Blutzuckerspiegel und das Insulin aufeinander abgestimmt.
- Das Darmmikrobion und die Herz-Kreislauf-Funktion werden ebenfalls positiv beeinflusst.

Der Mensch sollte ungefähr zwei Drittel seines Lebens mit Schlafen verbringen. Schlaf stärkt und entspannt, der regelmäßige Schlafrhythmus lässt Körper und Geist besser funktionieren.

Neueste Forschungen haben ergeben, dass man Schlafmangel leider nur kurzfristig ausgleichen kann: eine Nacht wenig schlafen, dafür die folgende Nacht dann mehr. Kommt es aber zu chronischem Schlafmangel, kann das problematisch sein. Während der Woche wenig schlafen und am Wochenende ausschlafen, so lange man will, bringt auf die Dauer leider auch nicht den gewünschten Effekt. Dies behauptet zumindest der Leiter der Studie, Kenneth Wright von der University of Colorado in Boulder.

Zu Beginn des 20. Jahrhunderts betrug die durchschnittliche Schlafdauer noch acht bis neun Stunden pro Tag, heute schlafen die Menschen in den industrialisierten Ländern oft weniger als sieben Stunden. Die Weltgesundheitsorganisation empfiehlt eine durchschnittliche Schlafdauer von acht Stunden pro Nacht. Nachtarbeiter haben im Durchschnitt einen um zwei Stunden kürzeren Schlaf als Menschen, die tagsüber arbeiten. Der Schlaf untertags ist störanfälliger und wird auch häufiger unterbrochen als in der Nacht. Auch bei Schichtarbeitern kommt es oftmals zu starken Beeinträchtigungen, weil sie unter einem hohen Schlafmangel leiden. Gerade bei schnell wechselnden Schichten kommt dies besonders zum Tragen, die Betroffenen gönnen sich aufgrund des Zeitmangels viel zu wenig Schlaf. Auch die Lebensqualität von Nacht- und Schichtarbeitern sinkt, weil sich das öffentliche und gesellschaftliche Leben am Rhythmus der Tagesarbeit orientiert. Neben den Beeinträchtigungen, sich im Schlaf zu erholen, kommt die Frustration dazu, sich nicht im ausreichenden Maß um Familie und Freunde zu kümmern beziehungsweise seine Freizeit zu gestalten.

Ist der Schlaf nicht erholsam, hat das nicht nur für den Betroffenen Folgen, sondern wirkt sich auch in der Gesellschaft aus. Ständige Müdigkeit beeinflusst auch die Stimmungslage negativ, man wird grantiger und ist weniger umgänglich. Das Risiko der Tagesschläfrigkeit steigt ebenfalls signifikant an. Dies bedeutet gleichzeitig eine steigende Unfallgefahr im Alltag, bei der man nicht nur sich selbst verletzt. Man denke dabei nur an den Sekundenschlaf im Straßenverkehr.

Mit der Epworth Sleepiness Scale, die 1991 von dem Australier Murray W. Johns eingeführt wurde, können Sie selbst einschätzen, wie hoch die Wahrscheinlichkeit ist, dass Sie in einer alltäglichen Situation tatsächlich einschlafen. Der Test, der auf der Homepage der Deutschen Gesellschaft für Schlafforschung und Schlafmedizin (DGSM) heruntergeladen werden kann (siehe letzter Eintrag bei den Quellenangaben), umfasst acht kurze Fragen. Ihre subjektive Einschätzung erfolgt auf einer vierstufigen Skala. Derzeit liegen zwar keine offiziellen Normwerte vor, auch wenn vielfach davon ausgegangen wird, dass ein Gesamtwert von null bis neun als normal gilt. Ich persönlich denke jedoch, dass man sich bei einer mittleren Wahrscheinlichkeit vermehrt Gedanken machen sollte.

FRAGEBOGEN ZUR TAGESSCHLÄFRIGKEIT
(Epworth Sleepiness Scale)

Die folgende Frage bezieht sich auf Ihr normales Alltagsleben in der letzten Zeit: Für wie wahrscheinlich halten Sie es, dass Sie in einer der folgenden Situationen einnicken oder einschlafen würden, sich also nicht nur müde fühlen? Auch wenn Sie in der letzten Zeit einige dieser Situationen nicht erlebt haben, versuchen Sie sich trotzdem vorzustellen, wie sich diese Situationen auf Sie ausgewirkt hätten. Benutzen Sie die folgende Skala, um für jede Situation eine möglichst genaue Einschätzung vorzunehmen, und kreuzen Sie die entsprechende Zahl an:

0 = würde niemals einnicken
1 = geringe Wahrscheinlichkeit einzunicken
2 = mittlere Wahrscheinlichkeit einzunicken
3 = hohe Wahrscheinlichkeit einzunicken

Situation	Wahrscheinlichkeit einzunicken
• im Sitzen lesend	☐ ☐ ☐ ☐
• beim Fernsehen	☐ ☐ ☐ ☐
• wenn Sie passiv (als Zuhörer) in der Öffentlichkeit sitzen (z. B. im Theater oder bei einem Vortrag)	☐ ☐ ☐ ☐
• als Beifahrer im Auto während einer einstündigen Fahrt ohne Pause	☐ ☐ ☐ ☐
• wenn Sie sich am Nachmittag hingelegt haben, um auszuruhen	☐ ☐ ☐ ☐
• wenn Sie sitzen und sich mit jemandem unterhalten	☐ ☐ ☐ ☐
• wenn Sie nach dem Mittagessen (ohne Alkohol) ruhig dasitzen	☐ ☐ ☐ ☐
• wenn Sie als Fahrer eines Autos verkehrsbedingt einige Minuten halten müssen	☐ ☐ ☐ ☐
Summe:	

■ WARUM SCHLÄFT MAN?

Im Schlaf werden zahlreiche Gehirnfunktionen wiederhergestellt, Schlaf dient nicht nur dem Gedächtnis. Schläft man vor dem Lernen, fördert es das Abspeichern neuer Erinnerungen. Ein Mittagsschläfchen verbessert die Lern- und Konzentrationsfähigkeit. Schläft man hingegen nach dem Lernen oder einer Tätigkeit, die starke Konzentration erfordert hat, drückt man sozusagen auf die „Speicher-Taste" des Gehirns.

Konzentration ist in der heutigen Zeit besonders wegen des permanenten Umgangs mit Maschinen oder anderen technischen Geräten wichtig. Die Kontrolle der motorischen Fähigkeiten des Menschen ist auch nur bei ausreichend Schlaf möglich. Falls die Konzentration nachlässt, legen Sie bitte bei allen Tätigkeiten Pausen ein! Vielleicht ist es bereits zur Gewohnheit geworden, zu wenig Schlaf zu bekommen, und die Leistungsminderung wird gar nicht bemerkt.

Müdigkeit ist als natürliches Zeichen des Körpers zu werten, dass man Schlaf braucht. Wenn jedoch ein Energiemangel daraus resultiert, dass man längere Zeit zu wenig geschlafen hat, lässt sich das weder in einer Nacht und auch nicht in drei oder in fünf Nächten ausgleichen. Es ist für sämtliche biologischen Vorgänge im Körper wichtig, dass man regelmäßig schläft!

Auch die Fähigkeit, etwas wieder vergessen zu können, ist mindestens genauso wichtig, wie etwas zu lernen. Das Wort „verarbeiten" trifft es in diesem Zusammenhang wahrscheinlich besser. Es ist nicht sinnvoll, dass man sich beispielsweise über Monate hinweg alle Plätze merkt, wo überall man in der Zwischenzeit sein Auto geparkt hat. Schmerzende, lähmende Erlebnisse gehören ebenfalls in diesen Bereich. Nicht mehr benötigte Informationen sollen gelöscht werden, und Erinnerungen, die wir behalten möchten, sollen ohne großen Aufwand abrufbar zur Verfügung stehen. Studien zeigten, dass exaktes Erinnern und Vergessen möglich sind, wenn beim ursprünglichen Lernen gezielte Markierungen gesetzt werden. Man kann also vor dem Schlafengehen auswählen, was man an Erinnerungen vom vergangenen Tag behalten möchte. Und wer bereits am Vormittag ein negatives Erlebnis hatte, kann dies bereits mit einem Mittagsschlaf besser verarbeiten.

Das gesteigerte Erinnerungsvermögen durch ausreichend Schlaf ist aber nicht nur für Fakten angelegt, es funktioniert auch mit Fähigkeiten. Sicher kennen Sie den Ausspruch, dass man Fahrradfahren nicht wieder verlernt, wenn man es einmal kann. Man ist vielleicht aus der Übung, aber die Bewegungsabläufe kennt man. So wie das Fahrradfahren sind auch andere Bewegungsabläufe und auch deren Wiedererkennung im Gehirn gespeichert. Dies dient vor allem der Rehabilitation nach Verletzungen. Die Verletzungsgefahr selbst ist bei genügend Schlaf geringer als bei Übermüdung. Hat man sich verletzt, dann regenerieren sich die Körperzellen im Schlaf, und das Gehirn schickt die gespeicherten Bewegungsabläufe ebenfalls im Schlaf wieder an die verletzte Stelle, sodass die motorische Funktion Schritt für Schritt wiederhergestellt wird.

Schlaf fördert auch die Kreativität. Ein schlafendes Gehirn hat mehr Möglichkeiten, Lösungen zu suchen und diese auch zu finden, weil das Wachbewusstsein nicht dazwischenfunkt.

Es gibt zahlreiche Studien, die Schlafmangel in Zusammenhang mit verschiedenen neurologischen und psychiatrischen Krankheitsbildern bringen. Fakt ist jedoch, dass der Schlaf Auswirkungen auf alle physiologischen Vorgänge im Körper hat. Es ist nicht Ziel dieses Buches, sämtliche Krankheitsbilder aufzuzeigen, die auf schlechten Schlaf zurückgeführt werden können. Es kann aber unter Umständen sinnvoll sein, sich bei chronischen und degenerativen Krankheiten Gedanken über das eigene Schlafverhalten zu machen und auch auf dieser Ebene einen Impuls zur Selbstheilung zu setzen.

■ MELATONIN UND CORTISOL

Melatonin ist ein Hormon, das in der Zirbeldrüse im Gehirn aus dem Botenstoff Serotonin hergestellt wird und den Tag- und Nachtrhythmus des Menschen steuert. Der Ausgangsstoff für die Produktion von Serotonin und dessen weitere Umwandlung in Melatonin ist die essenzielle Aminosäure Tryptophan. Dieser Eiweißbaustein des menschlichen Lebens muss über die Nahrung zugeführt werden und wird zu einem hohen Prozentanteil im Darm verstoffwechselt und der Zirbeldrüse zur Hormonproduktion zur Verfügung gestellt. Je mehr Serotonin untertags gebildet wird, desto besser funktioniert die Melatoninausschüttung in der Nacht.

Die Produktion von Melatonin ist abhängig vom Licht. Bei der abendlichen Dämmerung steigt sie an, bei der morgendlichen Dämmerung sinkt sie. Die molekulare Zusammensetzung des Melatonins hat sich im Lauf der Evolution nicht verändert – ein Hinweis auf die besondere Bedeutung dieses Schlafhormons. Es wirkt in hohem Maß antioxidativ als Fänger von freien Radikalen (wie beispielsweise auch Vitamin C und Vitamin E). In der Tiefschlafphase setzt das Melatonin die Ausschüttung des Wachstumshormons Somatropin frei, das für die Zellregeneration wichtig ist.

Unter Umständen ist es sinnvoll zu wissen, ob der Körper ausreichend Melatonin produziert. Die maximale Ausschüttung von Melatonin geschieht zwischen zwei und drei Uhr nachts, und ein Fachmann wird Sie gern beraten, wie Sie zu einem richtigen Messergebnis kommen. Dies kann ein Speicheltest sein, der zu Hause angewendet und zur Auswertung in ein Labor geschickt wird, oder eine Blutabnahme zur empfohlenen Tageszeit zwischen acht und neun Uhr morgens. Ob in diesen Fällen immer auch die saisonal bedingt veränderten Dämmerungszeiten, die Veränderungen in den Sexualhormonen und die Schlafphasenverschiebungen miteinbezogen werden, entzieht sich meiner Kenntnis. Dies gilt auch für Messungen weiterer Hormone, etwa beim Cortisol und dem schilddrüsenstimulierenden TSH oder dem Wachstumshormon GH, die ebenfalls einem vergleichbaren Tag-Nacht-Rhythmus unterliegen. Es sollten auch die natürlichen Alterungsprozesse, Stresseinwirkungen, soziale Einflüsse, Nachtarbeit, Nahrungsaufnahme, Medikamente, Jetlag oder sportliche Überaktivitäten in das Messergebnis miteinbezogen werden. Können Belastungen aus der Umwelt und der Lebensführung ausgeschlossen werden und liegt ein klinischer und laborbelegter Serotonin- oder Melatoninmangel vor, bespricht Ihr Arzt sicher gern mit Ihnen die therapeutischen Maßnahmen. Bitte lesen Sie diesbezüglich auch das Kapitel über neurobiochemische und hormonelle Komponenten. Der hormonelle Gegenspieler zum Melatonin heißt Cortisol, das in der Nebennierenrinde gebildet wird. Die Stimulation zur Bildung von Cortisol geht vom Gehirn (Hypophysen-Vorderlappen) aus. Cortisol sorgt dafür, dass dem Körper Energie zur Verfügung gestellt wird, in dem der Stoffwechsel abbauende Vorgänge einleitet. Auch dient es dazu, überschießende Entzündungsreaktionen einzudämmen. Cortisol hat viele wichtige Aufgaben im Körper. In Bezug auf den Schlaf interessiert jedoch besonders, dass uns sein Höchststand am Morgen aufweckt. Wenn der Cortisolspiegel den ganzen Tag über und auch abends sehr hoch ist, dann hemmt das die Ausschüttung von Melatonin, und man kann nicht einschlafen. Dauerhaft hohe Cortisolwerte können ein Hinweis auf eine Stressbelastung sein.

■ WIE LANG SOLL MAN SCHLAFEN?

Die Anzahl der Stunden, die wir schlafen, variiert im Lauf des Lebens. Ein Baby im Mutterleib ist etwa nur zwei bis drei Stunden am Tag wach, Neugeborene hingegen schlafen nur noch 16 Stunden. Ein neugeborener Mensch zeigt mit drei oder vier Monaten erste Ansätze für einen Tagesrhythmus. Erst nach und nach orientiert sich ein bestimmtes Hirnareal, der suprachiasmatische Nucleus, an wiederholten Strukturen wie Tageslicht und Mahlzeiten, sodass ein Rhythmus entsteht. Dieser Rhythmus wird zirkadianer Rhythmus genannt, weil er die Dauer von ungefähr einem Tag hat. Beim ersten Geburtstag kann man davon sprechen, dass sich dieser zirkadiane Rhythmus eingependelt hat. Im Alter von vier Jahren sollte der Rhythmus dann so weit ausgeprägt sein, dass das Kind nachts schläft und eventuell nur noch ein Mittagsschläfchen hält.

Auch in der Pubertät geht es wieder – gleich wie nach der Geburt – darum, dass sich neue Gehirnverbindungen bilden und das Gehirn reift. Dazu verändert sich auch das Verhältnis der Schlafphasen, auf die noch genauer eingegangen wird. Der zirkadiane Rhythmus, der die Freisetzung des Schlafhormons Melatonin vorgibt, verändert sich ebenfalls. Teenager brauchen mehr Schlaf als ihre Eltern, und ihre biologische Uhr sagt ihnen auch, dass sie den Schlaf zu anderen Zeiten als ihre Eltern benötigen. Bis sich der Schlaf-Wach-Rhythmus vom Jugendlichen zum jungen Erwachsenen wieder dem der älteren Erwachsenen angleicht, vergehen einige Jahre. Zumeist vergessen Eltern von Teenagern oft, dass sie als Jugendliche selber auch später ins Bett gegangen sind. Allerdings ist diese Einrichtung der Natur mit den unterschiedlichen Rhythmen als Hilfe für die Jugendlichen zu sehen, die sich von ihren Eltern zu lösen beginnen und abends einige Stunden lang mit Gleichaltrigen eigenständig und ohne elterliche Aufsicht ihre Erfahrungen sammeln können.

Erst im Erwachsenenalter sinkt die Bereitschaft für Schlaf, man schläft oftmals nur noch fünf bis sechs Stunden. Bei einem 50-jährigen Menschen, der nur fünf Stunden schläft, ist laut Ärzten das Risiko für einen Herzinfarkt aber um 50 % erhöht! Es stellt sich auch vermehrt Heißhunger auf ungesunde Lebensmittel ein. Ein Forscherteam der Universität Köln stellte fest, dass bei Unausgeschlafenen das Belohnungssystem aktiviert wurde und daher auch das Risiko für Übergewicht steigt. Auch die Entsorgung des „biologischen Mülls“ aus dem Gehirn, das sich nachts über das glymphatische System reinigt, wird verlangsamt. Das glymphatische System reinigt sich übrigens besser, wenn wir auf der Seite schlafen.

Die Behauptung, dass ältere Erwachsene weniger Schlaf brauchen, ist in den Bereich der Mythen einzureihen. Sie benötigen gleich viel Schlaf wie jüngere Erwachsene, sie erreichen ihn aber nicht mehr so leicht. Die Bereitschaft für Tiefschlafphasen sinkt, ab einem Lebensalter von Mitte vierzig gibt es bereits 60 bis 70 % weniger Tiefschlafphasen. Mit 70 Jahren haben Sie nur mehr 20 bis 10 % der jugendlichen Tiefschlafphasen! Viele Menschen können sich morgens nicht mehr an die Qualität ihres gesamten Nachtschlafs erinnern, oder sie wachen nachts öfters auf, auch der zirkadiane Rhythmus verändert sich bei Senioren.

Normalerweise wird in einem Schlaflabor abgeklärt, ob man genügend Schlaf bekommt. Allerdings kann man durch die Beantwortung von zwei kurzen Fragen einen eventuellen Mangel selbst auch erkennen.

a) *Können Sie bereits ein paar Stunden nach dem Aufstehen (um zehn oder elf Uhr vormittags) wieder einschlafen?*

b) *Können Sie ohne Koffein oder andere Stimulantien bis zum Mittag optimal funktionieren?*

Sie können Ihr gegenwärtiges Schlafdefizit auch berechnen, indem Sie die durchschnittlichen Schlafstunden ohne Unterbrechung der letzten 30 Tage zusammenzählen. Die Anzahl multiplizieren Sie mit dem Faktor 30 und dann ziehen Sie vom Produkt 240 ab. Sie erhalten als Ergebnis Ihr derzeitiges Schlafdefizit.

Liegt das Ergebnis unter 20 Stunden, dann brauchen Sie zwei Nächte in Folge jeweils neun Stunden Schlaf. Liegt das Ergebnis zwischen 20 und 40 Stunden, dann schlafen Sie von Montag bis Freitag acht bis neun Stunden und am Samstag und Sonntag halten Sie zusätzlich noch einen ausgedehnten Mittagsschlaf von zwei bis drei Stunden. Dann sollte dieses Defizit nach einer Woche wieder aufgefüllt sein.

Haben Sie mehr als 40 Stunden Schlafdefizit, dann sollten Sie an eine Auszeit denken. Drei Tage und drei Nächte so viel schlafen wie nur irgendwie möglich, bleiben Sie in einem abgedunkelten Raum und verzichten Sie auf sämtliche Stimulantien.

■ SCHLAFVERHALTEN

Eine Unterbrechung des normalen Schlafverhaltens kann sowohl von innen als auch von außen kommen. In manchen Fällen können diese Blockaden auch Vorboten von physischen oder psychischen Erkrankungen sein, die einer medizinischen Abklärung bedürfen.

Die Erwartungshaltung, dass man abends ins Bett geht, sofort einschläft und am nächsten Morgen fit und ausgeruht aufwacht, wird in den wenigsten Fällen erfüllt. Vielmehr schläft man in der Nacht unterschiedlich tief, es kommt zu verschiedenen Schlafzyklen. Vom leichten Schlaf, wo man besonders geräuschempfindlich ist und leicht wieder aufwacht, geht man über in den tiefen Schlaf, der für die Erholung und die Leistungsfähigkeit des Körpers am wichtigsten ist. Anschließend gelangt man in die dritte Schlafphase, REM- oder Traumphase genannt. REM bedeutet Rapid Eye Movement, die Augen bewegen sich sehr schnell hin und her in dieser Phase, die Muskulatur erschlafft vollkommen, aber Gehirn, Herz und Lunge sind so aktiv, als wenn wir wach wären. In dieser Phase träumt man besonders intensiv.

Eine Sequenz vom Einschlafen bis zur REM-Phase dauert in den meisten Fällen 90 Minuten, man nennt dies Schlafzyklus. In einer Nacht erleben wir etwa vier bis sechs solcher Schlafzyklen. Ab dem dritten Schlafzyklus, also ungefähr drei Stunden nach dem Einschlafen, kommt es zu einer Änderung. Die Tiefschlafzeit wird immer kürzer, die REM-Phase immer länger. Nach dem dritten Schlafzyklus kommen wir laut Schlafforschern nicht mehr in die Tiefschlafphase, dafür träumen wir besonders lang und intensiv. Auch Menschen, die der Meinung sind, sie hätten die ganze Nacht tief und fest geschlafen, gelangen im Rhythmus von gut eineinhalb Stunden kurz in eine „Dösphase“, an die sie sich am nächsten Morgen aber nicht erinnern können.

Manche Menschen erleben diese Phasen leichten Schlafs als unangenehm und schrecken auf, sie sind dann komplett wach. Das Gefühl „nicht durchschlafen zu können“, bei dem man sich um den Schlaf sorgt, kann so stark werden, dass man tatsächlich daran gehindert wird, wieder einzuschlafen. Medikamente (vor allem Schlafmittel), Drogen und Alkohol sowie falsche Ernährung können Ursachen für Disharmonien beim Durchschlafen sein. Das Aufwachen allein sehe ich persönlich nicht als starke Beeinträchtigung, sondern lediglich die Tatsache, dass man anschließend nicht wieder einschlafen kann. So gesehen ist mir schon lieber, wenn ich aufwache, um kurz zur Toilette zu gehen, und dann gleich wieder einschlafe.

Zu Disharmonien beim Einschlafen kommt es meistens bei unbewältigten Ereignissen und Erlebnissen, Konflikten, Stress und weiteren belastenden Angelegenheiten sowie Gedanken und Grübeleien. Erfahrungsgemäß könnte auch die Scheu vor Kontrollabgabe mitbeteiligt sein. Nach mehreren schlaflosen Nächten steigt die Besorgnis, am nächsten Morgen nicht ausgeschlafen zu sein.

Man befürchtet bereits vor dem Zubettgehen, nicht einschlafen zu können. Energie folgt immer der Aufmerksamkeit, daher ist es dann auch nicht verwunderlich, wenn man wirklich nicht einschlafen kann. Man hat seinen Geist bereits darauf programmiert. Der Ärger darüber, dass man immer noch wach ist, setzt eine Negativspirale in Gang. Irgendwann schläft man dann doch endlich vor Erschöpfung ein, und kurz darauf klingelt der Wecker.

Viele Verzögerungen beim Einschlafen gehen mit äußeren Einflüssen einher: Licht, Lärm, Wetterumschwung, falsche Matratze, Schnarchen des Partners. Die zunehmende Lärm- und Lichtverschmutzung unserer Umwelt hat sich in unserem Tag- und Nachtrhythmus schleichend breitgemacht. Vielerorts ist es kaum noch möglich, bei offenem Fenster zu schlafen. Der Lärm von Autos und Zügen ist enorm, aber auch Menschen auf der Suche nach Unterhaltung lassen mitten in der Nacht die Lautsprecher bis zum maximalen Anschlag ertönen. Natürlich muss das auch alles bei Festbeleuchtung vonstattengehen. Scheinbar braucht heute absolut jedes Bauwerk, jeder Parkplatz eine Beleuchtung rund um die Uhr. Elektrisches Licht ist zwar im Alltag bei diversen Aktivitäten sehr hilfreich, in der Nacht sollte es jedoch richtig dunkel sein, damit die Stressverarbeitung im Gehirn beginnen kann.

Manche Menschen schlafen und fühlen sich trotzdem nicht ausgeschlafen. Dies steht des Öfteren ebenfalls in Zusammenhang mit Medikamenten, Drogen, Alkohol oder falscher Ernährung. Manchmal erwacht man auch einfach nur früher, weil man früher zu Bett gegangen ist. Auch das Schlafverhalten ändert sich mit den Lebenszyklen. Wenn man abends zu früh ins Bett geht, kann man erst einmal nicht einschlafen – und dann erwacht man unweigerlich morgens früher, weil die ausreichende Anzahl an Tiefschlafzyklen erreicht wurde. Gerade dieser Störfaktor betrifft oftmals ältere Menschen, die abends allein sind und deshalb früher ins Bett gehen. Frühmorgens wachen sie dann auf und machen sich Gedanken darüber, warum sie munter werden, obwohl sie jetzt in der Pension Zeit zum Ausschlafen hätten.

Falls man nicht weiß, an welcher Form oder ob man überhaupt an einer Schlafstörung leidet, kann man dies in einem Schlaflabor untersuchen lassen. Dort werden in der Nacht die Gehirnströme gemessen und der Schlaf beobachtet. Inwiefern diese Untersuchung bei den vorher genannten Disharmonien hilfreich ist, entzieht sich meiner Kenntnis – mir wurde wiederholt berichtet, dass man erst recht nicht einschlafen kann, wenn man unter Beobachtung steht. Sollte jemand jedoch unter Atemaussetzern (Schlafapnoe) leiden, so muss dies unbedingt ärztlich abgeklärt werden! Eine medizinische Abklärung bei Verdacht auf Entzündungen sowie eine Auswertung der Neurotransmitterstoffe, Schilddrüsenwerte und Östrogene oder ein Stress- oder allgemeines endokrines Profil können bei manchen Schlafbeeinträchtigungen ebenfalls sinnvoll sein.

Intensive Träume hingegen stellen aus meiner Sicht keine Schlafdisharmonie dar, sie sind vielmehr ein Zeichen für die Verarbeitung von Gefühlen im Gehirn. Die erlebten Situationen und die dazugehörigen Informationen werden im Schlaf organisiert und strukturiert – so kann man im Traum alle belastenden Situationen besser verarbeiten. Über die Funktion des Traums gibt es allerdings von wissenschaftlicher Seite her keine klaren Angaben. Träume spielten historisch gesehen oftmals eine große Rolle, und auch viele Entdeckungen und Erfindungen zeigten sich zuerst in Träumen, die dann erst realisiert wurden. In der Praxis zeigt es sich des Öfteren, dass Träume als Hinweis des Unterbewusstseins gedeutet werden können.

■ GRUNDLAGEN TRADITIONELLER VOLKSHEILKUNDE

Bereits seit der Antike sind weltweit Behandlungsmethoden für diverse Schlafbeschwerden überliefert. Dem Schlaf wurde fast immer eine heilende Wirkung zuerkannt. Zumeist waren die damaligen „Kurzentren", beispielsweise die altägyptischen Tempel von Kom Ombo oder das Asklepieion von Kos, zu gleichen Teilen der spirituellen und der körperlichen Heilung und Entwicklung gewidmet. Die Tempelanlagen wurden zumeist an hygienisch und klimatisch sowie energetisch günstigen Orten von den verschiedenen Völkern auf der Erde errichtet. Reines Quellwasser und eine gute Luftzirkulation waren unbedingte Voraussetzungen für die alten Europäer, Azteken, Maya, Tibeter und Inder.

Der Heilschlaf war ein gängiges Mittel, den Gesundheitszustand wesentlich zu verbessern. Man glaubte, Gottheiten schickten die Krankheiten zur Läuterung, deshalb konnten diese auch mit Hilfe der Götter, die den Kranken im Traum erschienen, wieder geheilt werden. Die dazugehörigen Rituale führten heilkundige Priester durch; den Arzt im eigentlichen Sinn gab es damals noch nicht. Am Beginn eines Heilungsrituals stand die seelische Reinigung, zumeist eine Fastenkur, dann folgten rituelle Waschungen mit klarem Quellwasser. Auch die Musik hatte dabei großen Anteil, sie begleitete alle Abschnitte eines Rituals. Die Person, die geheilt werden wollte, teilte die im Traum erlangten Erkenntnisse den Priestern mit, und so entstanden gängige Heilverfahren, wie Wasser- oder Luftkuren, Gymnastik oder ähnliches.

Diese antiken Traditionen setzten sich auch in den mitteleuropäischen Klöstern bis zum hohen Mittelalter fort. Die christliche Religion ersetzte zwar die verschiedenen Götter und wandelte viele einstige Heilzentren in Kirchen und Klöster um, das Wissen um Heilpflanzen in den Klostergärten blieb jedoch erhalten. Die Heilpflanzen blieben weiterhin ein wichtiges Gut für die Gesunderhaltung der Nonnen und Mönche und auch des einfachen Volks.

Die frühchristliche Kirche nimmt im Zusammenhang mit dem heiligen Schlaf eine indisch-buddhistische Tradition auf, die der „sieben Entschlafenen". Die Legende erzählt von sieben Brüdern, die wegen ihres christlichen

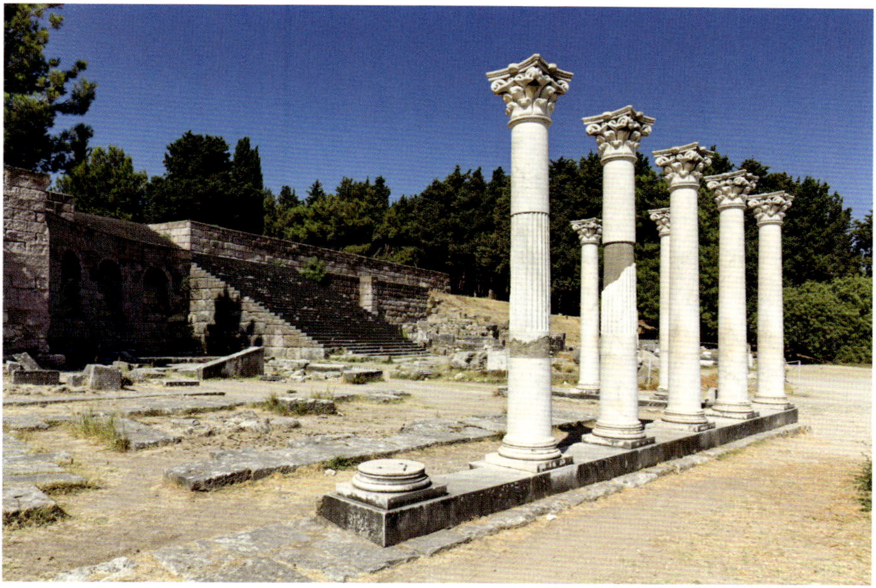

Abb. 1: Asklepieion in Kos

Glaubens verfolgt wurden. Sie flohen und versteckten sich in einer Höhle in der Nähe von Ephesos in der heutigen Türkei. Der römische Kaiser Decius ließ 251 den Eingang der Höhle zumauern, und die sieben Brüder – Maximian, Malchus, Martinian, Dionysius, Johannes, Serapion und Constantin – fielen in einen tiefen Schlaf, ihre Geschichte geriet in Vergessenheit. Als knapp 200 Jahre später diese Höhle als Schafstall genutzt werden sollte und die Mauer eingerissen wurde, erwachten die Brüder wieder. Einer von ihnen lief sogar in die Stadt, um Brot zu kaufen. Allerdings erkannte er weder die Stadt noch die Bewohner wieder. Dies sorgte für großen Aufruhr, woraufhin der Bischof mit den Bürgern zur Höhle kam und alle sieben Brüder lebend antraf. Sie starben jedoch kurze Zeit später; dennoch gelten die sieben Schläfer als Patrone der Schlaflosigkeit. Diese alte Geschichte wurde in Europa schon sehr früh erzählt, mit der Kalenderreform von 1582 verschob sich der sogenannte Siebenschläfertag auf den 27. Juni. Dieser Tag ist heute noch ein wichtiger Lostag für die Bauern.

Im frühen 17. Jahrhundert wurde im Zuge der sogenannten Aufklärung das Denken der Menschen vollkommen umgekrempelt. Damals begann die Wissenschaft, den Menschen als unabhängig und getrennt von seiner Umgebung zu betrachten. Diese Denkweise öffnete leider die Türen für viele der energetischen Disharmonien, die uns Menschen heute begleiten. Der Mensch wurde als eine Maschine dargestellt, die zu funktionieren hat. Wenn man genug „herumschraubt", dann kommt die Maschine wieder in Gang – so stellte man sich das vor und begann, das System Mensch in Einzelfunktionen zu zerlegen. Alles musste messbar und beweisbar gemacht werden. Für das subjektive Befinden einer Person und ihre Ganzheitlichkeit war kein Platz mehr, man trennte den Geist vom Körper. Warum man für eine Disharmonie überhaupt empfänglich ist, das wurde uninteressant.

Als man dann noch Bakterien und Viren als Krankheitsauslöser fassbar machen konnte, gab der Mensch die Eigenverantwortung vollends ab. „Schuld" war dann etwas anderes, und man bekam ein Medikament – und damit wurde die „Störung" behoben. Fast 400 Jahre später findet nun jedoch wieder ein Umdenken statt. Man hat bemerkt, dass doch alles mit allem verbunden ist und dass die Schädigung unseres menschlichen Gleichgewichts zu einem sehr großen Teil mit der Zerstörung des Gleichgewichts unseres Heimatplaneten einhergeht. Man besinnt sich daher nun wieder der uralten ganzheitlichen Ansätze der traditionellen Volksheilkunde und sieht Körper, Seele und Geist wieder vermehrt als Einheit. Dies zeigen auch die therapeutischen Ansätze des modernen Heilschlafs, der allerdings mit künstlichen Substanzen einen komaartigen Zustand erzeugt. Nur wenige der antiken und traditionellen Naturheilverfahren haben sich erhalten. Gerade dem ursprünglichen animistischen Schamanismus der indigenen Völker und der Traditionellen Europäischen Medizin (kurz TEM) haftet leider immer noch der Ruf der Ketzerei oder der Scharlatanerie an.

Allen diesen altüberlieferten Kurverfahren ist eines gemeinsam: Sie beziehen die spirituellen Aspekte mit ein und betrachten den Menschen immer im Zusammenhang mit seiner Umwelt. Bei näherer Ansicht kann man auch erkennen, dass diese unterschiedlichen volksheilkundlichen Ansätze nicht auf bestimmte Regionen oder Länder beschränkt sind, vielmehr geht es dabei um eine Art des globalen Wissens der Menschheit, das aus den verschiedensten Gründen ausgemerzt bzw. vergessen wurde.

Auch in Europa gab und gibt es Menschen, die als Mittler zwischen den verschiedenen Welten (sprich Bewusstseinszuständen) agieren. Indianische Medizinmänner und Medizinfrauen, Curanderos, Buschmänner und ähnlich heiltätige Menschen sind uns eher ein Begriff. Auch die keltischen Druiden kennen viele vielleicht aus Erzählungen oder Filmen. Germanische Völker suchten bei Beschwerden eine Seidr oder einen Galdr auf. Die Seidr-Kunst übten zumeist Frauen aus, die mit der Göttin Freya in Verbindung standen. Galdr galt als männliche Kunst, die sich auf den Gott Odin bezog. Heute werden ihre Nachfahren, die mit schamanischen Techniken aus verschiedensten Erdkreisen arbeiten, als Spirituelle Medien bezeichnet. Ein Medium ist nicht an eine bestimmte Religion gebunden und kann daher sämtliche spirituellen Lehren in seine Praktiken miteinbeziehen. Das Erlernen dieser ganzheitlichen Sicht zur Aktivierung der Selbstheilungskräfte erfordert Jahre bzw. Jahrzehnte, das lernt man nicht in einem Wochenendkurs! Es hat auch nichts mit Magie im Sinn von Zauberei zu tun! Körper, Seele und Geist werden in Einklang gebracht, und dafür gibt es verschiedene Methoden. Einige haben sich bewährt und hielten Einzug in die Traditionelle Volksheilkunde, andere wiederum sind für Einzelpersonen hilfreich und können bei entsprechender Ausbildung angewendet werden. Es gibt kein Patentrezept, was wann sicher hilft – aber es gibt Aufzeichnungen zu den verschiedenen Methoden, und diese werden dann mit der individuellen Persönlichkeit des Betroffenen abgeglichen und für genau diese Person anwendbar gemacht.

Die Traditionelle Europäische Medizin wird heute weitgehend auf Schröpfen, Aderlässe, Klostermedizin, Wasseranwendungen und Kräuterkunde nach der Signaturenlehre reduziert. Aber auch diese alte Kunst betrachtet den Menschen als ganzheitliches Wesen, das in einem engen Zusammenhang mit seiner Umwelt, den Jahreszeiten, dem Klima und der jeweiligen Lebensphase steht. Die Lehren vieler berühmter Persönlichkeiten – z. B. Hippokrates von Kos, Galenus von Pergamon, Avicenna, Hildegard von Bingen, Paracelsus, Sebastian Kneipp und auch Rudolf Steiner werden in der TEM berücksichtigt und angewendet.

Die Basis für die TEM bildet die Vier-Säfte-Lehre, bei der jedem der vier Elemente Wasser, Luft, Feuer und Erde eine Körperflüssigkeit und ein Temperament zugeordnet werden. Das Zusammenspiel von Blut (Sanguiniker), Schleim (Phlegmatiker), Galle (Choleriker) und Schwarzgalle (Melancholiker), die Eigenschaften trocken und feucht, warm und kalt sowie die zugeordneten Organe Herz, Gehirn, Leber und Milz ergeben das richtige Mischungsverhältnis der Säfte und sorgen für ein gutes Lebensgefühl.

Aus den Aufzeichnungen des Arztes Theophrastus Bombastus von Hohenheim, genannt Paracelsus, geht hervor, dass er – wie viele seiner Vorgänger auch – die verschiedenen Entwicklungsstufen des Bewusstseins und der Persönlichkeit erkannte und auch gesondert betrachtete. Die Schwingungen von Körper, Seele und Geist, die er als Sal, Sulfur und Mercurius bezeichnete, unterteilte er in weitere „Schwingungsstufen". Diese Stufen beschrieb er als Nigredo (Schwärze), Albedo (Weiße) und Rubedo (Röte). Nigredo galt den niedrigsten Schwingungen des Körpers, den verfestigenden Strukturen. Albedo, die mittlere Stufe, unterteilte er in auflösende und verteilende Prozesse der Seele. Hierbei unterschied er noch, ob sich ein Mensch auf dem „Pfad des Herzens" oder dem „Pfad der Mystik" bewegt. In der Rubedo-Stufe, der höchsten Stufe, unterstützt der Geist die regulierenden und harmonisierenden Prozesse. Die Anwendung dieses gesammelten Wissens um die Zusammenhänge der verschiedenen Entwicklungsstufen, die Fähigkeit zu deren Unterscheidung geben – gepaart mit der Vier-Säfte-Lehre – oftmals

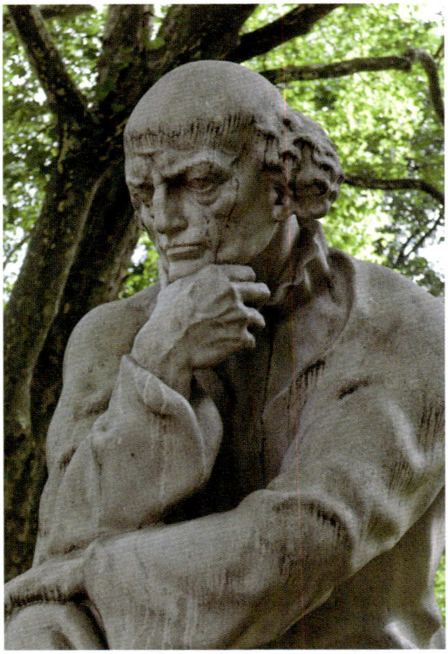

Abb. 2: Paracelsusdenkmal Salzburg

wertvolle Hinweise, warum sich Disharmonien beim Schlaf eingeschlichen haben.

Neben diesen europäischen Methoden, die sich meiner Meinung nach in ihrem Kern nicht unbedingt stark von Methoden anderer Kontinente unterscheiden, erfreuen sich gerade asiatische Praktiken steigender Beliebtheit. Ich kenne zwar den Grund dafür nicht, aus energetischer Sicht ist es jedoch eher zweitrangig, weil es nur eine universelle Lebensenergie gibt, die die Selbstheilungskräfte anregt.

Zu den bekannteren asiatischen Praktiken gehören die Traditionelle Tibetische Medizin, Ayurveda aus Indien und die Traditionelle Chinesische Medizin (kurz TCM). Die beiden letzteren Methoden zur Wiedererlangung einer körperlichen und energetischen Ausgeglichenheit haben sich vor mehr als 2.000 Jahren entwickelt und werden heute noch in den jeweiligen Ursprungsländern wissenschaftlich gelehrt und praktiziert. In diesen beiden Fällen kam es im Lauf der Geschichte nicht dazu, dass sie unter dem Begriff der Scholastik und der kirchlichen Autorität „ausgerottet" wurden; daher können wir auch heute noch auf dieses uralte, schriftlich aufgezeichnete Wissen zurückgreifen. Da sich, wie erwähnt, die TCM auch in Mitteleuropa etabliert hat, möchte ich in diesem Buch als Dipl.-Energetikerin nach TCM die ganzheitlichen energetischen Ursprünge der TCM ebenfalls miteinbeziehen und vorstellen.

Die ältesten Grundlagenschriften der TCM werden Kaisern zugeschrieben, die mehrere Jahrtausende vor unserer Zeitrechnung gelebt haben sollen. Bekannt ist das Shennong Bencao Jing, angeblich verfasst von Kaiser Shennong um 2800 vor Christus. In dem Buch werden 365 verschiedene chinesische Heil- und Arzneipflanzen beschrieben. Ein weiteres wichtiges klassisches Werk ist das Huangdi Neijing, das Buch des gelben Kaisers Huang Di, der zu einer Gruppe von fünf Kaisern gehört, die von 2696 bis 2598 v. Chr. regiert haben sollen. Allgemein wird jedoch angenommen, dass Huang Di eine mythische göttliche Gestalt war, die erst um zirka 1100 v. Chr. historisiert wurde.

Die TCM kennt viele Konzepte unterschiedlicher Methoden, die mit wenigen Ausnahmen bis in die Gegenwart überliefert und praktiziert werden. Teils finden sich in den schriftlichen Aufzeichnungen auch Theorien über die energetischen Ursachen von Krankheiten, die auf den Sündenfall, Dämonen, Abweichungen vom normgerechten Leben oder Böswilligkeit verstorbener Ahnen oder Mitmenschen zurückzuführen sind. Diese lassen sich den unterschiedlichen Epochen und den verschiedenen gesellschaftlichen Gruppen zuordnen und entsprechen im weiteren Sinn natürlich auch der europäischen Tradition. Nur wird dieses Vermächtnis in Europa aufgrund der heute nicht mehr vorhandenen schriftlichen Aufzeichnungen leider eher belächelt als gehegt. Dennoch entsprechen diese asiatischen Glaubensvorstellungen über den Ursprung von Krankheiten zu einem sehr großen Teil auch denen der alten Europäer.

Die „Ahnenmedizin“ wurde nur vom Herrscher ausgeführt, der damals auch als oberster Priester fungierte. Nur er konnte das Orakel befragen und deuten; seine Befragungen und Weissagungen beschränkten sich allerdings auf den kleinen Kreis der herrschenden Elite. Erst bei größeren Epidemien widmete er sich der gesamten Gesellschaft.

Der „Dämonenmedizin“ lag die Annahme zu Grunde, dass Krankheiten durch das Einwirken böswilliger Geister entstehen. Das Wort Dämon bedeutete in seiner ursprünglichen Form ungefähr „Schicksalsmacht“ oder „warnende Stimme“; es war nicht negativ besetzt. Vielmehr verstand man unter einem Dämon ein Wesen, das einem etwas aufzeigt oder den richtigen Weg weist. Die chinesischen Wu-Geisterbeschwörer kommunizierten einerseits mit den Verstorbenen und holten bei gesundheitlichen Beschwerden deren Ratschläge ein, andererseits beeinflussten sie diese dämonischen Schicksalsmächte, die das Universum bevölkerten. Die Akupunktur, die Moxibustion und die Massage hatten das Ziel, die unerwünschten Eindringlinge aus dem jeweiligen Körper zu zwingen. Diese Verfahren wurden später in die entsprechungssystematische Medizin integriert.

Während der Zeit der „religiösen Medizin“ galt auch im alten China eine Krankheit als gerechtfertigte Strafe für ein Missverhalten in der Vergangenheit. Für dessen Vergeltung waren bestimmte Gottheiten zuständig, denen gegenüber Reue gezeigt werden sollte. Verschiedene Herrscher ließen daher Kranke in den Kerker werfen, um ihr Fehlverhalten zu überdenken. Verbrecher hingegen blieben so lang ungestraft, bis sie zum dritten Mal rückfällig wurden; erst dann kamen auch sie in den Kerker. Gelegentlich kam es zu dramatischen Massenritualen, wo die Leidenden ihre Missetaten öffentlich bekennen mussten.

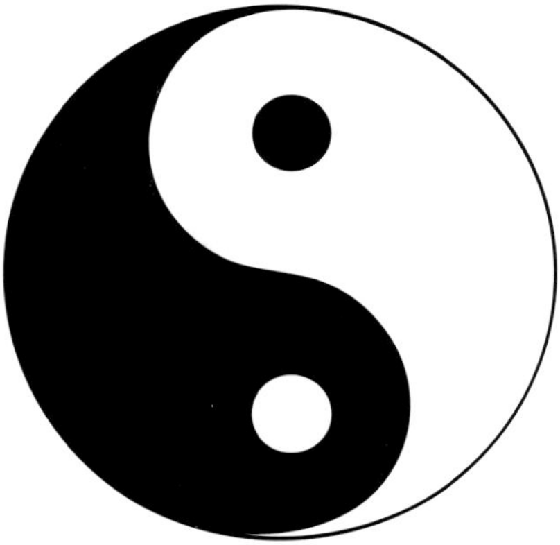

Abb. 3: Yin-Yang-Zeichen

Die „Entsprechungsmedizin" ging davon aus, dass die sichtbare und die unsichtbare Umwelt in gegenseitiger Abhängigkeit stehen. Diese systematischen Konzepte wurden zunehmend weiterentwickelt. Um gesund zu bleiben, musste man im Einklang mit den Naturphänomenen leben. Dieses hochkomplexe System berücksichtigt die Wirkungen und Wandlungen der vielfältigen Einflüsse in der Yin-Yang-Lehre und der Lehre von den „Fünf Wandlungsphasen". Grundsätzlich geht es dabei darum, Überfluss abzuleiten und Mangelerscheinungen aufzufüllen, sodass man in Harmonie ist.

Yin und Yang – ursprünglich die vom Wetter bedeckte Seite und die Sonnenseite des Bergs – enthalten verschiedene Zuordnungen, alles Existierende hat einen Yin- und einen Yang-Aspekt. Yin bleibt eine potenzielle Energie, sie wird durch Yang aktiviert. Yin und Yang ergänzen einander, sie sind wandelbar, und eines ist immer zu einem gewissen Anteil im anderen enthalten.

Die Nacht gilt als Yin-Zustand; Unruhe und Schlaflosigkeit sind jedoch Yang-Zeichen einer Disharmonie. In diesem Fall spricht man von einer Yang-Fülle im Yin.

Müdigkeit und Schläfrigkeit untertags hingegen gelten als Yin-Disharmonie, während der Tag selbst als Yang-Kraft bezeichnet wird. Hier herrscht eine Yin-Fülle im Yang vor.

Je nachdem, was die Betrachtungen der weiteren Umstände ergeben, kann es sich auch um einen Yin-Mangel im Yin oder um einen Yang-Mangel im Yang handeln. Dies zu erklären würde jedoch den Rahmen dieses Buchs sprengen. Wichtig ist zu verstehen, dass sich Yin und Yang in Harmonie befinden sollen, damit QI (Äther, Prana, Vitalenergie, Lebenskraft, Odem, Mana usw.) frei und ungehindert fließen kann und der Mensch ausgeglichen ist.

Wie viele Benennungen aus anderen Kulturkreisen ist auch der Ausdruck QI schwer zu definieren. Zum einen gibt es kein Wort in der deutschen Sprache, das alle seine Aspekte vereint, zum anderen hat sich auch die Definition von QI selbst im Lauf der historischen Entwicklung von einem materiellen Phänomen, dem sichtbaren Atemhauch, hin zu einer philosophischen Größe gewandelt. Bedeutende chinesische Philosophen wie Konfuzius oder Laotse erklärten mit dem Ausdruck QI den Lauf der Welt und die Phänomene des Lebens. Die TCM benützt das Wort QI für alle physiologischen und pathologischen körperlichen Vorgänge, Umwandlungsprozesse und auch Strukturen. QI bedeutet so viel wie „raffinierte Substanz“, beschreibt aber auch die Lebensfunktionen. Es gibt daher auch 15 verschiedene Arten von QI, die ein Fachmann unterscheiden kann.

QI bewegt sich im Körper aufwärts, abwärts, auswärts und einwärts und wirkt in drei Formen, genannt die „Drei Schätze“. Deren drei Ausdrucksformen nennt man „JING“ (Essenz), „QI“ (Vitalenergie) und „SHEN“ (Geist).

Als Essenz (Jing) wird die dichteste (materiellste) Form von QI bezeichnet. Aus ihr entstehen jegliche Substanz und Funktion. Die „Essenz des pränatalen Himmels“ entsteht bei der Zeugung eines Menschen und wird von den Eltern vererbt. Als die „Essenz des postnatalen Himmels“ gilt die Essenz, die aus der Nahrung gewonnen wird. Sie ergänzt die vorgeburtliche Essenz, die in den Nieren gespeichert wird.

Dem Geist SHEN widme ich auf Grund der Bedeutung für den Schlaf ein eigenes Kapitel in einem späteren Abschnitt.

Nach der Energielehre der TCM besitzt der Mensch zehn Organe und zwei Funktionen, zwölf Meridianbahnen verbinden diese Organe und Funktionen. In den Meridianbahnen zirkuliert die Lebensenergie, und die Organe werden mit den Funktionen verbunden. Jeweils zwei physische Organe sind einer Wandlungsphase in einem Element zugeordnet; pro Wandlungsphase gibt es ein Yin-Organ und ein Yang-Organ.

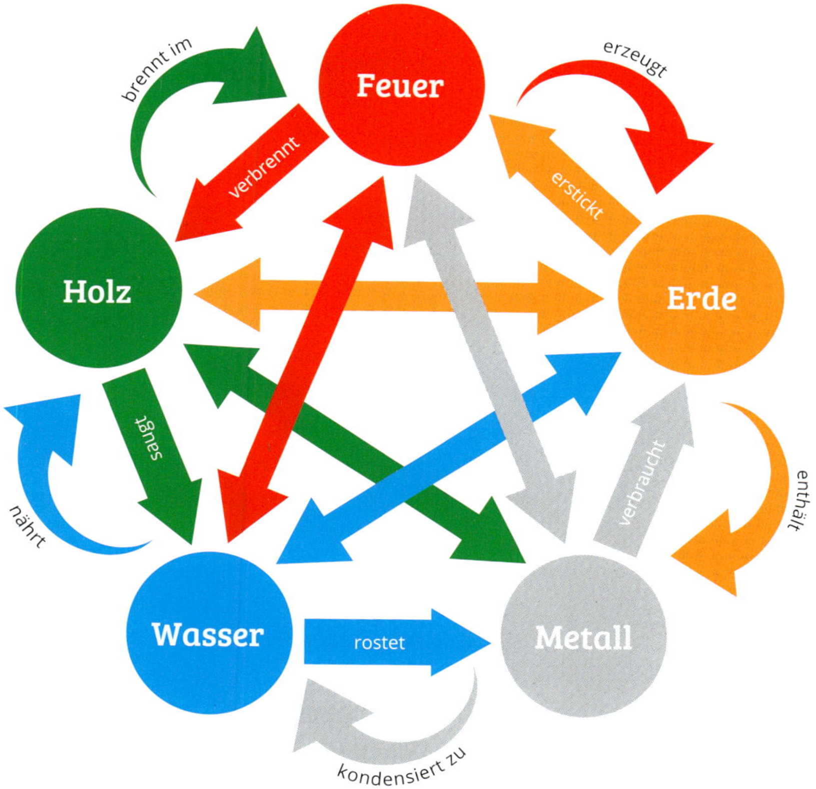

Holz bricht Erde auf, Erde erstickt Holz

Wasser löscht Feuer, Feuer verdampft Wasser

Wasser weicht Erde auf, Erde saugt Wasser auf

Metall schneidet Holz, Holz stumpft Metall ab

Feuer schmilzt Metall, Metall zieht Hitze aus dem Feuer

Feuer: Herz, Dünndarm, Perikard, Dreifacherwärmer
Erde: Magen, Milz/Pankreas
Metall: Lunge, Dickdarm
Wasser: Niere, Blase
Holz: Leber, Gallenblase

Abb. 4a: Die fünf Wandlungsphasen

■ KLEINER BRUDER DES TODES VERSUS HELFER DES LEBENS

Chinesisches Feng-Shui oder indisches Vastu werden gelegentlich in einem Atemzug mit Raumenergetik beziehungsweise Geomantie genannt. Im Vastu sind bekannte Elemente, Rituale und Traditionen aus dem indogermanischen Kulturkreis enthalten. Das enorme Regelwerk erscheint dem Laien als sehr kompliziert und ist im Detail auch aufgrund der geografischen Gegebenheiten im Gebirge manchmal recht schwer einzuhalten. Dennoch hat diese spirituelle Baukunst viele Vorzüge, die man in die Raumplanung miteinbeziehen kann. Vastu zielt darauf ab, schädliche Einflüsse vom lebenden Menschen fernzuhalten.

Feng-Shui – Wind und Wasser – bezog sich ursprünglich hingegen darauf, dass Beamte den passenden Ort für ein Grabmal finden und dieses gestalten sollten. Erst später wandte sich Feng-Shui auch den lebenden Personen zu, die in Harmonie wohnen und schlafen wollten. Schlaf galt früher schon als kleiner Bruder des Todes, daher konnte man bestimmte Regeln des Feng-Shui auch für Lebensräume anwenden und ihm somit eine Bedeutungswandlung zukommen lassen, dass er nun auch als Helfer für ein gesundes Leben gilt. Dennoch sind diese antiken Ansichten gerade im Feng-Shui noch stark vertreten, wenn es um die verschiedenen Anteile der Seele geht.

Entsprechend der chinesischen Philosophie besitzt der Mensch nämlich mehrere verschiedene Seelenanteile, drei davon werden als besonders wichtig und einflussreich betrachtet. Ein Teil (die in der Lunge beheimatete Körperseele PO) wünscht sich nach dem physischen Tod die Bestattung des Körpers entsprechend der religiösen Riten, sodass nach einer angemessenen Zeit keine organischen Überreste mehr nachweisbar sind.

Diese chinesische Überlieferung ist auch mit den Begräbniszeremonien anderer Völker gleichzusetzen, die ebenfalls bei Bestattungen bestimmten Riten und Rhythmen folgen. Man geht davon aus, dass der Mensch verschiedene, nicht sichtbare Körper hat, die mit den verschiedenen Seelenanteilen in Verbindung stehen. Russische Wissenschaftler forschten auf dem Gebiet intensiv, wie viele Stunden beziehungsweise Tage nach dem physischen Tod welcher Seelenanteil vom Körper gelöst wird. Der letzte Seelenanteil (die chinesische Körperseele PO), der sich nach dem Tod von den organischen Resten löst, wird in der Energetik auch als Ätherkörper bezeichnet. Beim energetischen Ätherkörper handelt es sich um die an den physischen Körper anschließende, unsichtbare Schicht, die zwischen zehn und zwanzig Zentimeter über den Leib hinausgeht. Man nimmt den Ätherkörper als geringen Widerstand wahr, wenn man die Arme ausstreckt und die Handflächen vor der Brust aus zirka 60 Zentimeter Entfernung langsam zueinander bewegt. Schließen Sie dabei die Augen und führen Sie die Bewegung ganz langsam aus, je öfter Sie üben, desto besser spüren Sie den leichten Widerstand in den Händen.

Es gibt noch weitere Energiekörper des Menschen, die von aurasichtigen Personen unterschieden werden können. Diese verschiedenen Energiekörper werden als Aura zusammengefasst, eine detaillierte Ausführung darüber führt in diesem Buch jedoch zu weit. An den Ätherkörper reiht sich der Astralkörper, dann kommt der Emotionale Körper, der bei den meisten Menschen stark dominant ist. Es gibt noch viele verschiedene mentale Schichten, je nach Bewusstseinsbildungsgrad eines Lebewesens.

Die alten Chinesen gingen jedenfalls davon aus, dass PO keine Ruhe findet und herumgeistern musste, wenn keine entsprechende Heimstätte für ihn geschaffen wurde und sich der physische Körper nicht entsprechend auflösen konnte. Die Sagen und Legenden von „wiederkehrenden" Verstorbenen, die in allen Weltgegenden beheimatet sind, haben diesen uralten Hintergrund, dass die Seele den Körper dann verlässt, wenn der Körper zerfallen ist. Das wäre der optimale Verlauf, dass aus der alten Materie wieder etwas Neues entstehen kann.

In unseren Breiten gab es ein ähnliches Denkmuster, denn bereits in der Mittelsteinzeit beziehungsweise in der späten Jungsteinzeit wurden Bestattungen in Hockerstellung in Steinkistengräbern durchgeführt. Diese Steinkistengräber wiesen oftmals ein Loch auf, sodass die Seele entweichen konnte. Die Inder und auch die nordischen Völker, deren geschichtlicher Ursprung ebenfalls am indischen Subkontinent zu finden ist, setzten dieses archaische Wissen um den Ätherkörper in ihren neolithischen Begräbnisriten um. Zuerst bestatteten auch diese Volksgruppen ihre Verstorbenen in Steinkisten; die klimatischen Bedingungen dafür waren jedoch weder in Indien noch in Nordeuropa besonders günstig. Daher versuchten sie, mit der

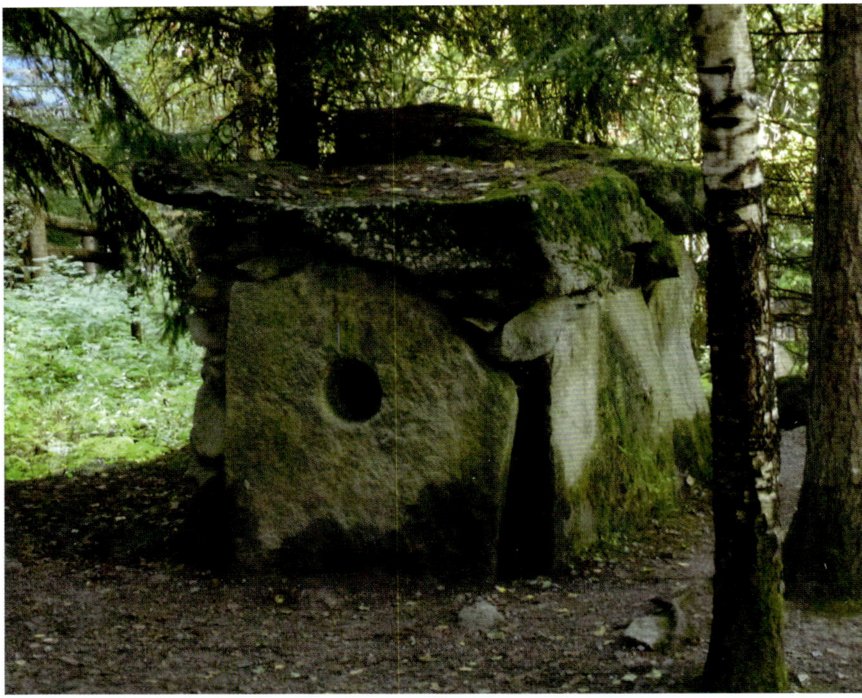

Abb. 5: Nachbau einer Grabstätte mit Seelenloch

Verbrennung der Leichen und der damit verbundenen sofortigen Auflösung des organischen Körpers, den Ätherkörper zu befreien. Leider verlief auch dies nicht immer optimal, weil die Knochen bei einer zu niedrigen Temperatur kalzifizierten und sich dadurch nicht zersetzen konnten. Dies erklärt auch die Häufung dieses Wiedergängermotivs besonders in den indogermanischen Volksgruppen.

Als sich die Glaubensansätze und die Naheverhältnisse änderten, änderten sich auch die Begräbnisriten. Sei es nun, dass man sich nur schwer von den Verstorbenen lösen konnte und auch das Wissen der Ahnen eine zunehmend bedeutende Rolle spielte, oder dass man auch den organischen Körper für eine Wiedergeburt bewahren wollte, damit die Seele gleich wieder im gewohnten Luxus weiterleben konnte, wenn sie neu inkarniert. Dies führte zu den verschiedenen Mumifizierungsmethoden der Körper, die auch heute noch bei einem besonders lehmigen Untergrund oder in Moor- und Eislandschaften wieder aufgefunden werden. Die besonders reichen Gräberfunde der Skythen und anderer osteuropäischer Völker zeugen davon.

Vor Christi Geburt war es also durchaus üblich, den Körper je nach Glaubensrichtung entweder vollkommen der Natur zurückzugeben oder zu bewahren. Dann kam es im Lauf der Geschichte zu einer bemerkenswerten Änderung, die möglicherweise auf einen ägyptischen Brauch zurückgeht. Die Bestattung des Herzens allein kam in Mode und war in Europa vom 13. bis zum 17. Jahrhundert weit verbreitet. In Adelskreisen war es sogar in Mode gekommen, den Körper, das Herz, die Eingeweide und manchmal auch das Gehirn an verschiedenen Orten zu bestatten.

Es mag sein, dass diese Erkenntnisse auf den ersten Blick scheinbar nichts mit dem guten Schlaf zu tun haben. Dennoch ist es häufig gerade das Herz, das einen so wesentlichen Anteil an der Qualität des Schlafs aus energetischer Sicht hat. Das Herz sorgt sich in der Nacht, was nach dem Tod kommt. Nun, was dabei mit der Seele geschieht, darüber kann man viel schreiben und spekulieren. Aber was mit dem Körper geschieht, das kann ich zu Lebzeiten klar definieren.

■ ENERGETIK

Unter Energetik versteht man im Allgemeinen die Arbeit mit Energiefeldern von Lebewesen auf der Erde; auch andere Himmelskörper werden dabei einbezogen. Viele Menschen meinen, Energetik sei mit Esoterik gleichzusetzen. Dabei war auch die Esoterik in der eigentlichen Wortbedeutung nicht negativ besetzt, sie beschreibt lediglich eine Lehre, die nur einem „inneren Personenkreis“ zugänglich war. Dem Begriff haftete etwas Geheimes und Magisches an, das man nicht erklären konnte. Das jahrtausendealte Wissen um die nicht sichtbaren Energiekreisläufe des Lebens wurde verteufelt und damit auch die Personen, die damit arbeiteten. Heute allerdings bilden zu einem großen Teil die Quantenphysik und die Erkenntnisse aus der Neurobiologie die wissenschaftliche Basis der Energetik.

Natürlich gibt es auch unter den Energetikern – wie in jeder Branche – schwarze Schafe. Bisweilen regen deren Ansichten zum Schmunzeln an, manchmal auch zum Kopfschütteln. Der Großteil handelt jedoch seriös im

Rahmen seiner Gewerbeberechtigung und bildet sich weiter. Spüren Sie selbst hinein, ob die Aussagen Ihres Energetikers stimmig sind und welcher Gesamteindruck vermittelt wird.

Allgemeines zur Energetik des Menschen (Humanenergetik)

Humanenergetiker sehen den Menschen als ein ganzheitliches Wesen, bestehend aus Körper, Seele und Geist, das in einer engen Beziehung zu seiner Umwelt steht. Sie helfen ihren Klienten, die körperliche und energetische Ausgewogenheit zu finden und das energetische Gleichgewicht in Körper, Seele und Geist aufrechtzuerhalten. Aus Sicht der Humanenergetik existiert jeder Mensch, jedes Lebewesen und jedes System nicht nur körperlich (auf der materiellen Ebene), sondern auch nicht-materiell auf der feinstofflichen Ebene sowie auf der archetypischen Ebene der Prinzipien und Baupläne. Hinter dem Wesen „Mensch“ steht ein Muster, das unser Denken und Erleben prägt. Dieses Muster wird als Archetypus bezeichnet und ist im jeweiligen Bewusstsein einer Person verankert. Man spricht dabei auch vom Individuellen Höheren Selbst, dem göttlichen Funken in jedem Menschen, der die Grundlage für die Individualität und Einzigartigkeit seiner Seele mit allen individuellen Potenzialen und Talenten umfasst. Vielfach handelt es sich dabei um diese Bewusstseinsebene, die man angeblich nicht verändern kann. Meiner Meinung sind jedoch gerade der Zugang zum Individuellen Höheren Selbst und der Bewusstseinszustand eines Menschen für die Einflussnahme auf der Seelenebene unumgänglich. Ich persönlich beziehe diese Ebene in meiner Arbeit als spirituelles Medium immer mit ein.

Die energetische Ebene (feinstoffliche Ebene) ist das Bindeglied zwischen der seelischen und der materiellen Ebene. Beim Menschen stellt die energetische Ebene die Verbindung zwischen dem Individuellen Höheren Selbst und der Alltagsrealität des Einzelnen dar: Ist die energetische Ebene im Gleichgewicht, können die Anlagen des Individuellen Höheren Selbst auf der materiellen Ebene realisiert werden. Die energetische, feinstoffliche Ebene wird umgangssprachlich als Aura bezeichnet, manchmal auch in Informationsebene und Ebene verdichteter Energie unterteilt. Oftmals hört man auch die Ausdrücke Ätherkörper, Astralkörper, Emotionalkörper und Mentalkörper. Dabei handelt es sich lediglich um unterschiedliche Schichten im feinstofflichen Energiekörper eines Lebewesens. Diese Ausdrücke sind von Menschen geschaffen, um ungefähr zu beschreiben, was viele Personen heutzutage nicht mehr „sehen" beziehungsweise „wahrnehmen" können. Die Kirlianfotografie oder die Aurafotografie schafft dies teilweise, sodass zumindest Momentaufnahmen des eigenen feinstofflichen Systems sichtbar gemacht werden können.

Auf der Ebene verdichteter Energie, die relativ körpernah ist, befinden sich zum Beispiel das Chakren- und Meridiansystem. Hier kann man sehr gut mit der Hilfe von Schwingungsträgern (Kräutern, Bachblüten, Edelsteinen usw.) sowie dem Meridianausgleich einwirken.

Die Informationsebene ist die geistige Ebene mit allen mentalen, übermenschlichen Energien, Gedanken- und Gefühlsenergien. Auf dieser Ebene kann man den Emotionalkörper und den Mentalkörper eines Menschen stärken.

In der Energetik der TCM gibt es verschiedene Muster, die zu Schlafbarrieren führen können – allen liegt ein Ungleichgewicht zwischen den Yin- und Yang-Energien zugrunde. Es kann sich dabei um einen Mangel (Leere) oder um einen Überfluss (Fülle) handeln. Man differenziert vier verschiedene Fülle- und fünf verschiedene Leere-Muster; es kann aber auch zu Kombinationen der einzelnen Muster kommen.

Bei den Fülle-Mustern unterscheidet man zwischen Feuer in der Leber (Ärger oder Frust über einen längeren Zeitraum, Alkohol oder Genussmittel), Feuer im Herzen (große Sorgen, Überanstrengung, Erschöpfung, Grübeln), geistige Schleimhitze (falsche Ernährung) und Resthitze im Zwerchfell (äußere pathogene Faktoren wandeln sich in innere Hitze um und werden nicht ausreichend beseitigt).

Die Leere-Muster können mit Blutmangel in Milz und Herz (Traurigkeit, Niedergeschlagenheit, QI-Schwäche), Yin-Mangel im Herz (ältere Menschen, Frauen in den Wechseljahren), Disharmonie zwischen Herz und Nieren (anhaltender Stress), Herz- und Gallenblasenschwäche (chronische Krankheiten, charakterbedingt) oder mit Yin-Mangel in der Leber einhergehen.

Die materielle Ebene entspricht unserer Alltagsrealität mit unserem physischen Körper (mit all seinen physischen Organen und Krankheiten) und unserer physischen Verfassung. Ärzte, Physiotherapeuten und Osteopathen nehmen Einfluss auf die materielle Ebene im Menschen.

Aus meiner Sicht ist wichtig, dass alle Ebenen des menschlichen Seins für erfolgreiche Harmonisierung miteinbezogen werden, weil sie in einem engen Zusammenhang und in gegenseitiger Wechselwirkung stehen.

Deshalb ist es für mich auch wichtig, den Menschen im Zusammenspiel mit den vier großen Energiefeldern des Planeten Erde zu sehen. Ist die Ausrichtung bei einem Feld nicht optimal vorhanden, können auch die anderen energetischen Terrains im menschlichen Körper nicht perfekt zusammenspielen, und es kommt zu Dysbalancen.

Polarität

Jede Zelle des menschlichen Körpers verfügt über eine spezifische Ausrichtung ihrer Strukturen, die für viele wichtige Prozesse ausschlaggebend sind. Dazu gibt es eigene Proteine (Eiweiße), die der Zelle anzeigen, wo oben oder unten, hinten oder vorn für sie ist. Dies ist unter anderem auch für die Regeneration wichtig. Da Zellen sehr sensible Bestandteile unseres Körpers sind, können sie auch leicht aus ihrer natürlichen Ordnung gebracht werden, z. B. durch Elektrosmog.

Mit der nachfolgenden Übung kann überprüft werden, ob die natürliche Polarität noch intakt ist beziehungsweise wie man sie wiederherstellen kann. Bitte vor Beginn der Übung ausreichend Wasser trinken! Stellen Sie sich hüftbreit und mit lockeren Knien hin und halten Sie eine Hand mit der Handfläche nach unten zirka 20 Zentimeter über dem Scheitelpunkt ihres Kopfs und schließen Sie die Augen. Ihr Körper sollte sich nun leicht nach vorn bewegen. Wiederholen Sie den Vorgang mit der Handfläche nach oben, Ihr Körper sollte sich leicht nach hinten beugen. Wenn dies so geschieht, dann sind Ihre Körperzellen organisiert. Falls nicht, können Sie Ihren Zellen einen Impuls geben, sich neu zu organisieren. Dazu setzen Sie sich gerade hin, strecken die Beine aus und überkreuzen die Knöchel. Sie entscheiden, welcher Knöchel oben liegt. Strecken Sie nun beide Arme aus, Handflächen nach unten. Überkreuzen Sie die Handgelenke. Achten Sie darauf, dass bei den Knöcheln und den Handgelenken jeweils die gleiche Seite oben ist.

Wenn der rechte Knöchel über dem linken Knöchel liegt, dann auch das rechte Handgelenk über das linke Handgelenk legen oder umgekehrt. Drehen Sie Ihre Hände mit den Handflächen zueinander und überkreuzen Sie die Finger, dann drehen Sie die Handflächen nach unten weg zur Brust und bringen Sie die Hände in Kinnhöhe. Pressen Sie dabei für ein paar Minuten Ihre Zungenspitze auf den Gaumen, knapp hinter Ihren oberen Schneidezähnen.

Dann lösen Sie die Überkreuzungen Ihrer Beine und Arme und halten die Hände in Gebetsposition vor der Brust, es berühren einander lediglich die Fingerkuppen! Lösen Sie nun Ihre Zunge vom Gaumen und halten Sie sie auf dem Grund der Mundhöhle, halten Sie auch diese Position für ein paar Minuten.

Anschließend überprüfen Sie nochmals, ob Ihr Körper nun richtig reagiert. Diese Übung kann auch als Grundlage dazu dienen, Ihre eigene Intuition zu stärken und selbst wieder mehr zu spüren, was Ihnen guttut und was Sie besser meiden sollten. Dazu können Sie an ein Ereignis denken oder

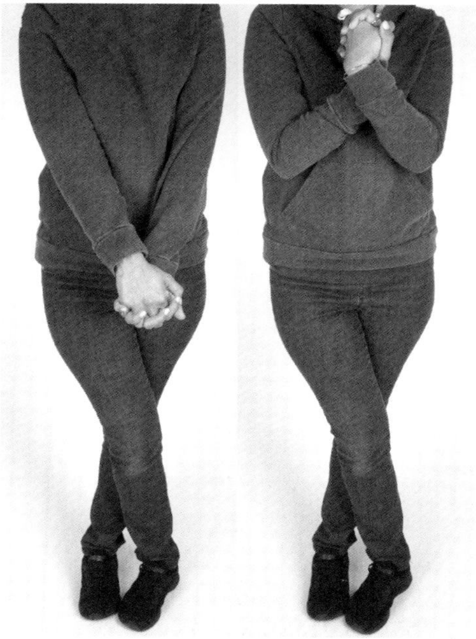

Abb. 6.1: Polaritätsübungen 1

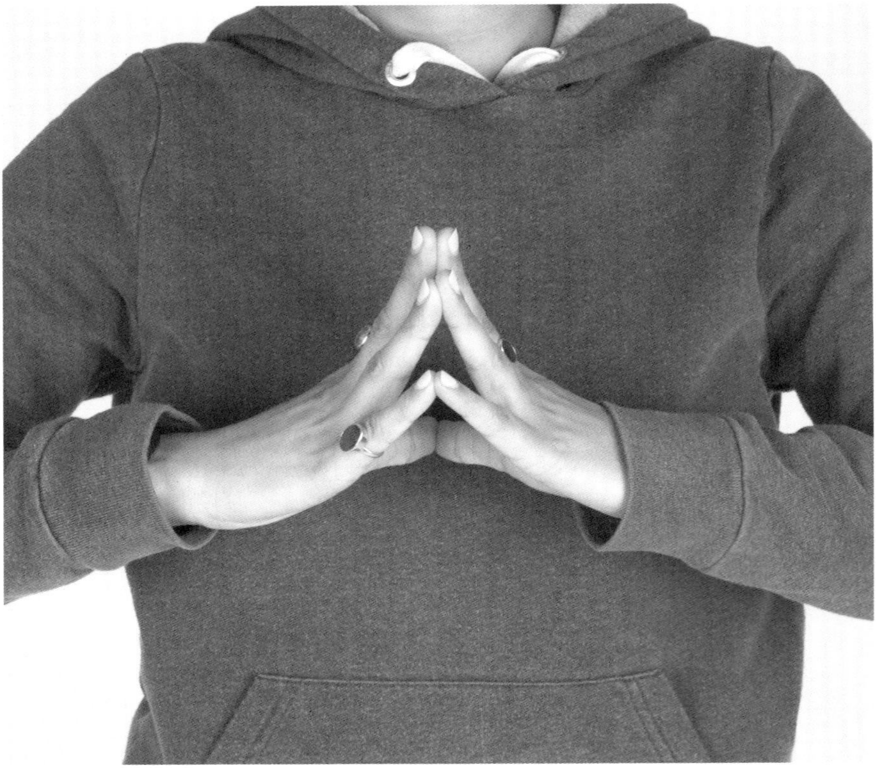

Abb. 6.2: Polaritätsübungen 2

einen Gegenstand vor die Brust halten. Schließen Sie dazu immer die Augen, das fördert die Wahrnehmung im Inneren. Wenn Sie leicht nach vorn kippen, werten Sie dies als „Ja". Verwenden Sie Ihren Körper als Antenne für einfache Entscheidungsfragen.

Ausrichtung an der vertikalen Achse

Die Gravitationskraft auf der Erde bewirkt, dass alle Körper in Richtung Erdmittelpunkt fallen. Das ist auch aus energetischer Sicht für die „Erdung" wichtig. Unter Erdung versteht man, dass man mit beiden Beinen fest verwurzelt auf der Erde ist und dass man dadurch die Möglichkeit hat, seinen Geist nach oben hin zu öffnen, ohne dass man sprichwörtlich aus der Bahn geworden wird. Menschen, die nicht geerdet sind, agieren zumeist sehr hektisch und nervös, können nicht abschalten und daher auch nicht gut schlafen. Geopathischer Stress kann die Ausrichtung an der vertikalen Achse empfindlich stören und die Symptome verstärken. Aber auch wenn noch keine Symptome vorhanden sind, empfiehlt es sich, auf die Erdung zu achten. Lenken Sie Ihre Aufmerksamkeit bewusst auf die Füße, gehen Sie vermehrt raus in die Natur auf ungepflasterten Wegen, auch barfuß, und spüren Sie den Kontakt zum Boden. Nehmen Sie ein Fußbad mit Meersalz.

Ausrichtung an der äquatorialen Achse

Nur wenige Menschen wissen, dass die für die Erdrotation zuständige äquatoriale Achse auch für den Wasserstoff- und Sauerstoffaustausch sowie für die Aufnahme von Spurenelementen im Körper wichtig ist und somit eine Funktion für die Entgiftung innehat. Die Ausrichtung an der äquatorialen Achse beeinflusst auch Leber- und Darmprozesse.

Entsprechend der TCM kann man dabei besonders bei Disharmonien im Gürtelgefäß, die zumeist stressbedingt sind, auch die Ausrichtung an der äquatorialen Achse überprüfen lassen. Das Gürtelgefäß liegt im Bereich der menschlichen Taille, es verknüpft die Leber, die Gallenblase, die Milz und die Nieren energetisch miteinander.

Ausrichtung an der magnetischen Pol-Achse

Das Erdmagnetfeld orientiert sich ebenfalls an der Schwerkraft und schützt vor schädlicher kosmischer Strahlung und auch vor anderen Strahlungsfeldern. Eine Abweichung von der magnetischen Polachse wird mit wärmeregulierenden Körperprozessen in Verbindung gebracht. Im menschlichen Körper regen Magnetfelder die Mikrozirkulation an, zu starke Magnetfelder können aber auch die Zirbeldrüse und die Schläfenlappen negativ beeinflussen, sodass man weniger gut schläft.

Allgemeines zur Energetik in Lebensräumen (Raumenergetik)

Bei der Raumenergetik erging es der traditionellen europäischen Variante ebenfalls nicht besser als den volksheilkundlichen Methoden. Vor der

Aufklärung überlegte man sich auch in Europa noch sehr genau, wo man sein Haus hinstellte und wie man es den Himmelsrichtungen entsprechend ausrichtete. Das alte Wissen um das Wirken der einzelnen Räume auf den Menschen ging beinahe verloren, es hatte keine Bedeutung mehr für die angeblich so fortschrittlichen Menschen, denn nur die vermeintlich primitiveren Naturvölker bezogen es noch weiterhin in ihr Leben mit ein.

Mit der Erkenntnis und der Rückbesinnung auf natürliche Lebensweisen wurde man erst spät wieder auf die indische und chinesische Volksheilkunde aufmerksam, die ebenfalls die Lebensräume immer in die Betrachtungen ihres Menschenbilds miteinbezogen. So kamen auch die beiden uralten Gestaltungslehren des indischen Vastu und des chinesischen Feng-Shui wieder nach Europa zurück. Aus diesen beiden Lehren ergaben sich einige sehr sinnvolle Ansätze für die Gestaltung von Räumen, wenn auch gewisse Ansichten nicht zur Gänze übernommen werden können, da sich die Energiefelder von Asien und Europa doch deutlich unterscheiden. Der Hintergedanke, das Haus vor zu starken Einflüssen von allen Himmelsrichtungen her zu schützen, hat sich auch in unseren Breiten bewährt. Ob man dafür aber unbedingt eine schwarze Schildkröte im Norden oder einen weißen Tiger im Osten des Grundstücks platzieren muss, das sei dahingestellt.

Man kann sein Haus auch mit europäischen Symbolen und Ritualen harmonisieren. Ein Raumenergetiker setzt den Menschen in Bezug zur Vitalkraft eines Orts, um so das Lebensgefühl durch gestalterische Maßnahmen positiv zu beeinflussen. Es muss auch nicht immer für die ganze Nachbarschaft sichtbar sein, dass das Haus energetisch abgeschirmt wurde, die Wirksamkeit zeigt sich im feinstofflichen Bereich.

Vielerorts wurden die traditionellen Lehren wie Geomantie und Radiästhesie als unwissenschaftlich bezeichnet, seit den Untersuchungen des deutschen Barons Gustav Freiherr von Pohl in der ersten Hälfte des 20. Jahrhunderts haben sich diese Ansichten jedoch geändert. Er stellte einen Zusammenhang mit den unterirdischen Wasseradern der bayrischen Kleinstadt Vilsbiburg und tödlichen Krebserkrankungen her.

Raumenergetische Disharmonien

Raumenergetische Disharmonien können vielfältige Ausprägungen aufweisen. Die Einbeziehung der einzelnen Raumfunktionen und der energetischen Faktoren von Form, Farbe, Licht und Material soll das Lebenskraftniveau und die Zufriedenheit hinsichtlich persönlicher, sozialer und ästhetischer Anforderungen steigern. Der Mensch ist ein Teil seiner Umwelt, daher kann sein Wohlbefinden Schwankungen unterliegen, wenn im Bereich der Raumenergetik die Energien nicht frei fließen können.

Im allgemeinen Sprachgebrauch meint man mit einem Raumenergetiker einen Radiästheten (Wünschelrutengänger). Für mich ist das allein allerdings zu wenig, wenn man sich von den über hundert bekannten irdischen Energiebahnen nur die gängigsten vier Gitternetze heraussucht und diese „entstört". Meiner Ansicht nach muss ein guter Raumenergetiker in der Lage sein, sämtliche Energiekräfte wahrzunehmen. Dafür braucht man nicht nur die einzelnen raumenergetischen Teilbereiche, sondern man muss sie auch zu einem Gesamtbild zusammenführen können. Ein guter Raumenergetiker weiß auch, dass er selbst in seiner Mitte sein muss, um das Gesamtbild interpretieren zu können.

■ RADIÄSTHESIE

Unter Radiästhesie versteht man gemeinhin Strahlenfühligkeit (lat. radius, Strahl; griech. aisthesis, Sinneswahrnehmung). Gemeinhin versteht man unter einem Radiästheten einen Rutengänger. Der Gebrauch von Wünschelrute oder Pendel kann bei entsprechender und ausführlicher Übung trainiert werden. Auch hier muss aus meiner Sicht die Wahrnehmung des Radiästheten dahingehend geschult sein, dass keine Hilfsmittel gebraucht werden. Im besten Fall verfügt der Radiästhet über eine natürliche Strahlenfühligkeit, mit der er Störzonen erspüren und unterscheiden kann. Die praktische Anwendung der Radiästhesie verfolgt das Auffinden von Störzonen im privaten sowie im beruflichen Umfeld und wird sinnvollerweise im

Hinblick auf die Erhaltung der Gesundheit durchgeführt. Radiästhesie wird vornehmlich zum Aufspüren von Wasseradern eingesetzt.

Die Geschichte der Radiästhesie kann auf eine sehr lange Tradition zurückblicken. Die 17.000 Jahre alten Felsbilder von Lascaux in Frankreich zeigen bereits Rutengänger. Aus der Zeit um 6000 v. Chr. zeigen Felsbilder in der nördlichen Sahara Ruten und Pendel, Grabfunde und Statuen aus dem alten Ägypten um 4000 v. Chr. Hieroglyphen (heilige Zeichen) in Form von Ruten.

Die Sage erzählt, dass um zirka 2200 v. Chr. der chinesische Kaiser Kuang Yu mit Erlass bestimmte, dass kein Haus gebaut werden durfte, ehe Erdwahrsager (Rutengänger) bestätigt hatten, dass der Baugrund frei von negativen Energien und Erdstrahlen war.

Ein berühmter Rutengeher wird auch in der Bibel erwähnt. Im zweiten Buch Moses (Kap. 17,4) sprach der Herr zu Moses: „Nimm deinen Stab und schlag auf den Felsen. Es wird Wasser herauskommen, und das Volk kann trinken!" Moses hatte also mit einem Stab einen Brunnen gefunden, so wie es oftmals heute noch der Fall ist.

Babylonische und keltische Völker waren ebenfalls bewandert im Umgang mit der Rute; in frühchristlicher Zeit verwendeten auch die Missionare die Ruten zum Auffinden von Wasser und retteten so viele Menschen vor dem Verdursten. Zwischen dem achten und 18. Jahrhundert wurde das Rutengehen sogar in Klöstern gelehrt, damals war es noch ein fester Bestandteil der theologischen Ausbildung. Irgendwann während des Zeitalters der sogenannten „Aufklärung" vollzog sich jedoch die Wandlung in den Naturwissenschaften. Rutengehen wurde weitgehend dämonisiert und auch von der katholischen Kirche abgelehnt.

Für uns Mitteleuropäer ist daher von hoher Relevanz, dass sich einer der bedeutendsten Repräsentanten der deutschen Dichtkunst und Naturhistorik, Johann Wolfgang von Goethe, 1749–1832, trotzdem mit der Radiästhesie befasste. Von ihm stammen folgende Aussagen: „Nur in der fühlenden Hand bewegt sich das magische Reis." (Reis = Zweig)

„Der Mensch an sich selbst, sofern er sich seiner gesunden Sinne bedient, ist der größte und genaueste physikalische Apparat, den es geben kann."

Während des Ersten Weltkriegs war es Aufgabe von Oberst Beichl, die Karstarmee mit Wasser zu versorgen. Gemeinsam mit zwei weiteren strahlenfühligen Offizieren, Major Musil und Hauptmann Lewin, wurden im Karstgestein Quellen mit ausreichenden Wasservorräten gefunden.

1917 findet Charlotte Gräfin von Türköry die Therme Schallerbach, und zwischen 1925 und 1935 wies Gustav Freiherr von Pohl anhand von Untersuchungen in einer deutschen Kleinstadt Gesundheitsstörungen bei längerem Aufenthalt auf geopathogenen Zonen nach.

1972 bis 1976 erarbeitet Käthe Bachler im Auftrag des Pädagogischen Instituts Salzburg die geobiologischen Einflüsse auf den Menschen, der sich auf Reizzonen aufhält.

In den letzten Jahrzehnten hat sich das Bewusstsein der Menschen dahingehend geändert, dass diesen radiästhetischen Erkenntnissen wieder vermehrt Aufmerksamkeit geschenkt wird.

Radiästhetische Störzonen

Sämtliche radiästhetische Störzonen (Reizzonen) haben einzigartige Schwingungsmuster, anhand derer man sie unterscheiden kann. Dipl. Ing. Reinhard Schneider (1925–2001) entwickelte ein Markierungssystem für die Grifflängen einer Wünschelrute, das auch Ungeschulte die angegebene Störzone finden lässt. Er entwickelte eine einfache Formel für Plastikruten, die zum Beispiel bei 33 Zentimeter eine blaue Markierung für eine Wasserader haben. Man greift die Rute an der entsprechenden Stelle an, und sie schlägt bei einer Wasserader aus. Leider häufen sich bei dieser Grifflängenmethode jedoch auch die Fehlanzeigen, weil nicht zwischen einem natürlichen Wasserlauf und einer Wasserleitung sowie stehendem Wasser unterschieden wird. Die Grifflänge zeigt lediglich die Schwingung von Wasser an. In der heutigen Zeit kommt es sehr oft zu Koppelungslinien mit fast derselben Wellenlänge zwischen Wasseradern und A-thermischen Feldern (Sendemasten, Trafostationen usw.), doch darüber mehr im entsprechenden Kapitel über Elektrosmog.

Eine strahlenfühlige Person spürt schon beim Betreten eines Raums, wo sich welche Reizzone befindet. Die Wünschelrute ist nur ein Hilfsmittel, um diese Zonen für alle sichtbar zu machen. Die Rute sollte von einem Haselnussstrauch stammen oder aus Metall sein. Messing eignet sich sehr gut, weil die Eigenschwingung niedrig ist. Verwendet man radiästhetische Hilfsmittel aus anderen Hölzern oder Kristallen, sollte die Eigenschwingung der Materialien zuerst neutralisiert werden, um ein exaktes Mutungsergebnis zu erhalten.

Radiästhetische messbare Zonen verlaufen über den gesamten Planeten, entscheidend ist jedoch die Höhe ihrer Reizeinheiten. Diese Maßeinheit verdanken wir dem Arzt Ernst Hartmann. Er sprach davon, dass das normale, für den Menschen unbedenkliche Energiefeld der Erde 400 bis 700 Reizeinheiten (RE) entspricht. 900 RE beeinträchtigen bereits spürbar das menschliche Wohlgefühl, ab 1.200 RE ist die sogenannte „Krebsschwelle" erreicht, und es kann zu einer Irritation der Zellsteuerung kommen. Zum Vergleich: LTE Highspeed Internet brachte in der mittleren Strahlungszone einen Wert von 700.000 Reizeinheiten hervor.

Ein längerer Aufenthalt innerhalb einer solchen Reizzone – beispielsweise im Bett beim Schlafen – kann zu vielfältigen Beeinträchtigungen führen. Steter Tropfen höhlt den Stein; so kann uns auch die Strahleneinwirkung im Lauf der Zeit mürbe und disharmonisch werden lassen. Während dieses schleichenden Prozesses, der mehrere Jahre dauern kann, hat unser Körper kaum eine Chance auf Selbstregulation.

Wasseradern

Unter einer Wasserader versteht man unterirdische Wasserläufe, die unterschiedlich stark ausgeprägt sein können. Regenwasser oder abfließendes Flusswasser versickert so lang, bis es auf eine wasserundurchlässige Erdschicht stößt und sich von dort weiter seinen Weg bahnt. An bestimmten Stellen kann das Wasser wieder in höher gelegene Erdschichten aufsteigen, manchmal kommt ein unterirdischer Wasserlauf als Quelle wieder zum Vorschein. Ein Bachlauf endet auch nicht mit seinem Ufer, vielmehr ist auch in der Umgebung von einigen Metern das unterirdische Wasser spürbar. Dies gilt auch für ehemalige Bachläufe, die entweder komplett verlegt oder in Rohre gefasst wurden.

In der Radiästhesie unterscheidet man zwischen Drainage-Wasser (kurzfristige Wasserströme nach Regentagen), aufgestautem Grundwasser

gleichmäßig über die Erdoberfläche verteilt; die Intensität hängt von der Bodenbeschaffenheit ab. In den Zwischenräumen der Würfel misst man eine neutrale, zirka 20 Zentimeter breite Zone. An den Rändern befinden sich 30 und 50 Zentimeter breite Streifen mit höherer Ladung, die nach Möglichkeit zu meiden sind. Diese Kuben sind wiederum gefüllt mit dem Hartmann-Gittersystem.

Ein Schlafzimmer sollte in einem positiv-gepolten Benkerkubus liegen, weil dort eine ruhigere Atmosphäre vorherrscht als in einem minuspoligen Bereich. Ein Arbeitsraum, der mehr Energiebewegung braucht, sollte hingegen im minuspoligen Bereich liegen.

Verwerfungen und Gesteinsbrüche

Überlagern sich die unterschiedlichen Gesteinsschichten, wird Infraschall leichter übertragen. Manche Menschen nehmen diesen als tiefen Brummton wahr. Zwischen den Schichten können auch Spalten auftreten, deren Sprunghöhe mehrere tausend Meter betragen kann. Aus einer derartigen Gesteinsspalte und/oder einer Verwerfungslinie tritt vermehrt radioaktives Gas aus. Radongas kommt zwar überall auf der Welt vor, vermehrt jedoch in der Nähe von eiszeitlichen Gletschermoränen und Erdbebengebieten. Schon vor sehr langer Zeit erkannten die Menschen, dass sie in diesen Gebieten Metalle aus dem Erdreich fördern konnten. Vielerorts rentiert sich der kommerzielle Abbau heute zwar nicht mehr, dennoch sind die verschiedenen Metallverbindungen immer noch im Erdboden vorhanden. Durch die Reibung und den Druck, den die Gesteinsverschiebungen auf die metallischen Spurenelemente im Boden ausüben, entstehen auch heute noch starke unterirdische Spannungen, die den menschlichen Lebensraum belasten können.

Etliche Male berichteten mir Anwohner in der Nähe von Gesteinsbrüchen von einem überreizten Nervensystem mit Angst, Aggressionen und Streitsucht, Knochen- sowie Gelenksbeschwerden, allergischen Reaktionen, Haut- und Kreislaufthemen, Entwicklungsverzögerungen und ungewollter Kinderlosigkeit.

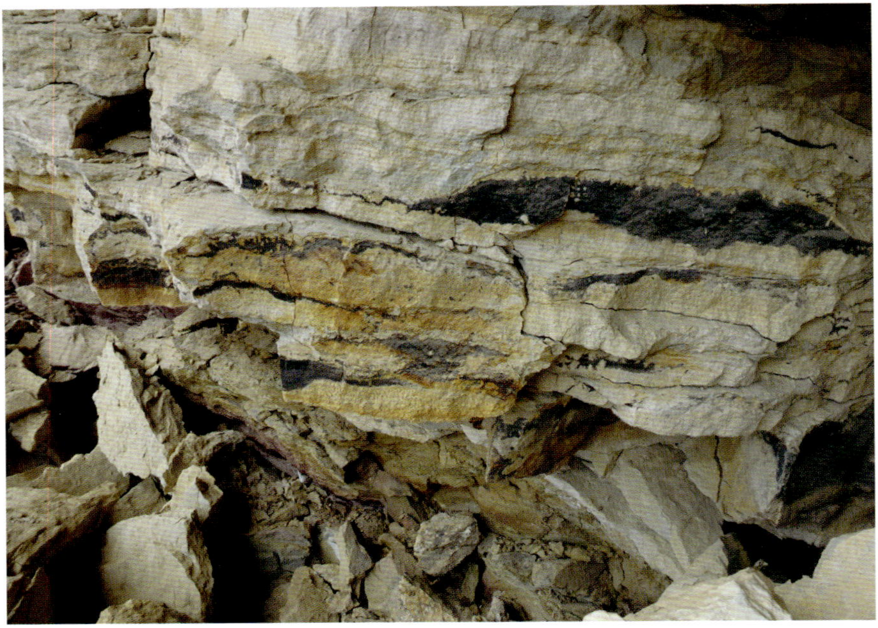

Abb. 7: Verwerfungen und Gesteinsschichten

Höhlen, Stollen, unterirdische Gänge, abgetragene Hügel

Eine ähnliche Wirkung wie die natürlichen Gesteinsbrüche und Erdverwerfungen haben auch Höhlen, Stollen und andere unterirdische Gänge auf den menschlichen Lebensraum. In diesem Fall ist weniger die Reibung der Störfaktor, sondern der Hohlraum, der gelegentlich sogar mit Wasser gefüllt sein kann. Es gibt viele geologische Prozesse, die zur natürlichen Bildung einer Höhle beitragen. Alte Bergwerksstollen oder andere unterirdisch angelegte Gänge aus vergangenen Zeiten stellen ebenfalls, wie bereits erwähnt, eine unbewusste, aber dennoch große Altlast in menschlichen Lebensräumen dar. Besonders bei Bautätigkeiten in der Nähe von alten Burgen und Schlössern, Klöstern oder dergleichen werden häufig unterirdische Gänge entdeckt. Vielleicht gibt es auch Geschichten von Luftschutzbunkern oder noch älteren Zechen auf dem Anwesen. Dabei geht es weniger um die Statik des Gebäudes als um den energetischen Hohlraum, der eine vollständige Verwurzelung im eigenen Heim erschwert.

Die meisten Menschen beschäftigen sich leider nicht oder nur wenig mit der Geschichte der Gegend, wo sich ihr Haus oder ihre Wohnung befindet. Daraus könnte man indessen wertvolle Schlüsse über den Untergrund des Gebäudes ziehen. Auch ein von menschlicher Hand abgetragener Hügel hinterlässt ein komplett anderes energetisches Gefüge als ein natürlich erodierter Hang. Bei der natürlichen Erosion entsteht zuerst die neue energetische Struktur, und das Gelände passt sich an; bei einem menschlichen Eingriff wird der Natur eine neue Form vorgegeben. Da kann es dann sehr schnell der Fall sein, dass ein einstmals günstiger Platz nach der Abtragung eine negative Ausstrahlung bekommt. Daher ist aus meiner Sicht durchaus sinnvoll, die Vergangenheit des Grundstücks zu kennen und diese auch im Verhältnis zum eigenen Herkunftsort zu betrachten. Vielleicht ist die energetische Disharmonie des Untergrunds das entscheidende Zünglein an der Waage, das einen nicht in einen erholsamen Schlaf gleiten lässt.

■ GEOMANTIE

Der Begriff Geomantie setzt sich aus den griechischen Worten „geo" (Erde) und „mantik" (Wahrsagekunst) zusammen. Dabei handelt es sich um die Wahrsagung (= die Wahrheit sagen) über die verborgenen Kräfte der Erde beziehungsweise deren Nutzen für uns Menschen. Geomantie ist lediglich der Überbegriff, denn auch die anderen vorherrschenden Elementkräfte des Planeten Erde (Feuer, Wasser und Luft) spielen in Form von Pyromantie, Hygromantie und Austromantie eine große Rolle. Das Ziel der Harmonisierung ist, dass das fünfte Element – die Quintessenz – frei fließen kann. Die Quintessenz ist ein weiterer Begriff für die universelle Lebensenergie, die unter den Namen Qi, Äther, Prana, Chi, Odem, Mana usw. bereits bekannt ist.

Die Erfahrungswissenschaft der Geomantie beschäftigt sich mit der Interpretation von Landschaften, Orten und Räumen unter Miteinbeziehung der Geologie, Topografie, Botanik, Archäologie, Astronomie, Geometrie, Architektur, historischen Erzählungen, Sagen und Legenden, Radiästhesie und Energetik und deren gesamter Wirkung auf den Menschen und andere Lebewesen. Die Fähigkeit, die feinstofflichen und energetischen Felder

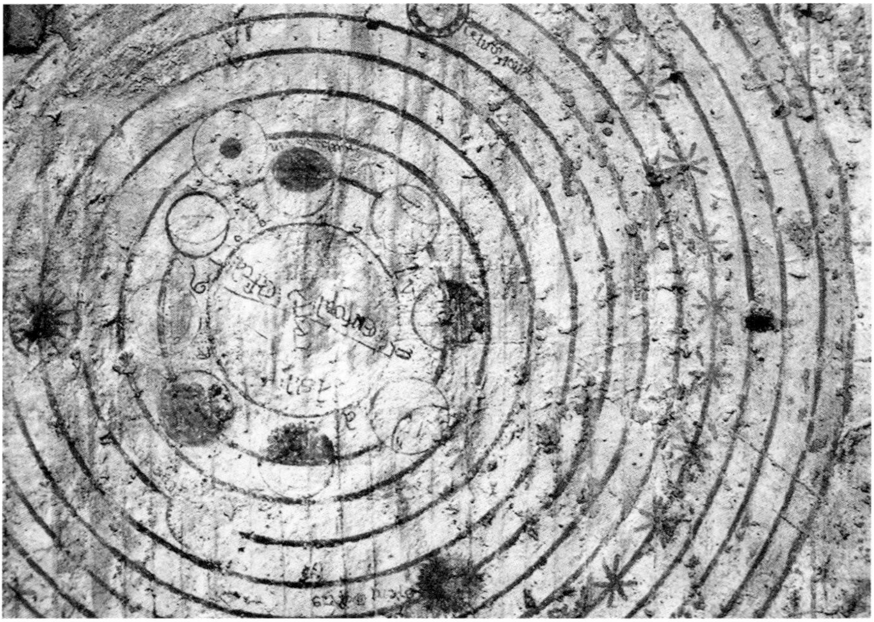

Abb. 8: Carte du ciel, Basilika St. Sernin, Toulouse

sowie die verborgenen Kräfte des Planeten Erde im Sinn der Geomantie wahrzunehmen, ist so alt wie die Menschheit selbst. Sie steht in einem engen Zusammenhang mit dem Bewusstsein einer Person. Obwohl das Bewusstsein der Menschen voranschritt, ist die Geomantie auch heute noch immer nicht zur Gänze in Kursen erlernbar, dazu ist das Wissensgebiet zu umfangreich. Es bedarf auch der Erkenntnis einiger spiritueller Zusammenhänge, um die verborgenen Kräfte der Erde deuten zu können.

Bereits in der Jungsteinzeit interpretierten unsere Vorfahren in allen Weltgegenden während spiritueller Riten die Zeichen der Natur und des Planeten zum Wohl der Gemeinschaft. Zuerst war die Deutung der Zeichen die Aufgabe der vorchristlichen „Priester", später die der Stammesfürsten oder Herrscher, die ihrer Eignung entsprechend ausgebildet und unterrichtet wurden. Dies führte unweigerlich zu Streitereien innerhalb der einzelnen Stämme beziehungsweise Herrscherhäuser, sodass die Weitergabe des umfangreichen, empirisch ermittelten Wissens teilweise unterbrochen wurde und nur in sehr wenigen Familienverbänden zur Gänze erhalten blieb. Neue

Berufsgruppen entstanden, und diese entwickelten das geomantische Wissen in ihrer eigenen speziellen Form weiter, zum Beispiel Planer und Baumeister der Gotik. Diese Meister auf ihrem Gebiet wiederum konnten viele Informationen zum Wissen der Antike aus den Klosterbibliotheken herauslesen und umsetzen.

Geomantische Störzonen

Bei den geomantischen Störzonen, die unabhängig von den radiästhetischen Störzonen bestehen, werden sämtliche Einflüsse auf den Lebens- oder Ätherstrom als relevant angesehen. Diese Energieströme können durch die Beeinflussung eines Geomanten oder durch natürliche Umwelteinflüsse verändert und harmonisiert werden.

Wie bereits erwähnt, haben sämtliche Lebewesen auf der Erde in ihren verschiedenen, nicht sichtbaren Bewusstseinsebenen mentale (geistige) Körper. Ein Mensch hat zumindest vier Mentalkörper, die je nach energetischer Darstellung und Strömung unterschiedlich benannt wurden.

Mit einer höheren Anzahl an Mentalkörpern und der damit verbundenen Steigerung der Bewusstseinsebenen ist es dem Geomanten möglich, die feinstofflichen Energieströme wahrzunehmen und zu deuten.

Es handelt sich dabei um 108 verschieden schwingende Energiebahnen, von denen nur einige wenige radiästhetisch gemessen werden können. Zwölf dieser Energieströme haben entweder einen gestaltenden, stützenden oder steuernden Charakter. Diese drei Qualitäten schließen sich zu einem aus Dreieckstrukturen bestehenden Netz zusammen. Sensible Menschen nehmen dieses Netz und seinen Zustand wahr. Es kann bei einer Störung mit bestimmten Techniken harmonisiert oder beispielsweise nach einem größeren Riss durch ein Erdbeben wiederhergestellt werden, sofern es sich nicht von selbst wieder verbindet.

Ein natürliches Zerreißen des Netzes vor einem Erdbeben ist ein schleichender Prozess. Die Spannungen in der Erdkruste sind bereits 72 Stunden vor dem Beben vorhanden und somit für sensible Wesen wie Tiere und natürlich auch geübte Geomanten spürbar. Man kann beobachten, dass Tiere mindestens 24 Stunden vor einem natürlichen Erdbeben unruhig werden; besonders Katzen und Pferde sind diesbezüglich sehr empfindlich. Natürliche Erdbeben gehen auch immer mit einer Entladung einher; diese äußert sich zumeist in einem Knall oder Zittern des Untergrunds. Würden sich die Tiere vor einem Knall oder Zittern nicht ungewöhnlich verhalten oder nicht reagieren, kann man davon ausgehen, dass das Erdbeben keinen natürlichen Auslöser hatte! Bei einer Sprengung beispielsweise verläuft der Riss durch das Netz nicht entlang der natürlichen Sollbruchstellen, er folgt vielmehr der höheren Gewalt. In diesem Fall kann es manchmal schwieriger sein, das Netz wieder vollständig wiederherzustellen.

Pflanzen-Wachstumslaser und Blitzadern

Wachsen Pflanzen in freier Natur, bilden ihre Wurzeln ebenfalls ein regelmäßiges Gitter aus. Die Gitterwände, die sich im Abstand von zirka vier Metern befinden, verschieben sich zwischen Tag und Nacht um zwei Meter. Die Wände selbst und die Kreuzungspunkte sollen den Entdeckern zufolge verstärkt Radonpartikel enthalten und damit erhöhte Radioaktivität abgeben. Der Wachstumslaser kann sich unter bestimmten Umständen, wie etwa bei erhöhter Radioaktivität, auch kugelförmig auf einer undefinierten Bahn von der Pflanze wegbewegen. Der französische Arzt Dr. Francois R. Peyre aus Bagnoles de l'Orne hat 1937 den Pflanzen-Wachstumslaser erstmals beschrieben. Beachtung schenken dieser interessanten Beobachtung trotz der nochmaligen, genaueren Beschreibung von Josef Oberbach (1908– 2003) auch heute leider nur wenige Personen.

Bei Blitzadern handelt es sich um eine oder zwei Bahnen, die ab dem Punkt der elektrostatischen Entladung auf der Erde, die von deren Polarität abhängt, ungefähr 50 bis 60 Meter lang sein können. Natürlich stehen sie daher in einem engen Zusammenhang mit der elektrischen Leitfähigkeit und dem jeweiligen Gesteinsvorkommen im Boden, die sich mit anderen geomantischen Linien des Feuerelements und den Drachen-Kraftlinien (Kraft-Leylinien) verstärken können. In diesem Fall bilden die Blitzadern dann ebenfalls eine Gitternetzstruktur. In der Nähe von solchen Blitzadern kann es vermehrt zu einer Überreizung des Nervensystems kommen, achten Sie daher besonders darauf, nicht unnötig vielen elektromagnetischen Wellen ausgesetzt zu sein!

Schlacht- und Kriegsschauplätze

Kriegerische Auseinandersetzungen, Neid und Streit haben ihre energetischen Ursprünge zumeist in der Kupferzeit, als die Menschen begannen, andere Gebiete aus meist wirtschaftlichen Gründen zu erobern. Dies hing möglicherweise mit reichen Erzvorkommen in der Gegend und dem damit verbundenen Wohlstand der Bevölkerung zusammen, auf das andere Volksgruppen meinten, ein Anrecht zu besitzen. Solche uralten Muster können manchen Menschen auch heute noch den Schlaf rauben.

Auskünfte über ehemalige Schlacht- oder Kriegsschauplätze erhält man zumeist vom jeweiligen Ortschronisten und von älteren Dorfbewohnern. Fotos und Grabungsfunde aus den vorigen Jahrhunderten können ebenfalls Aufschluss über Gefechte am Grundstück beziehungsweise in Grundstücksnähe geben.

In Ortsteilen, wo besonders starke Bombenschäden aus den beiden Weltkriegen und den Freiheitskämpfen zu beklagen waren, ist eine geomantische und energetische Reinigung sehr empfehlenswert. Aber auch bei Kriegsschauplätzen aus früheren Epochen – besonders auf den jahrtausendealten Durchzugsrouten durch Mitteleuropa – kann eine intensive geomantische und energetische Reinigung hilfreich sein, das energetische Grundgefüge wieder zu harmonisieren.

Gräberfelder, erdgebundene Seelen

Wie bereits erwähnt, brachten die verschiedenen Einwanderer neue Bestattungsriten in unsere Region. In der Steinzeit war es noch üblich, dass die Verstorbenen nahe beim Haus bestattet wurden, damit deren Ätherkörper noch eine Weile mit den Lebenden kommunizieren konnten. Spätestens in der Bronzezeit ging man zu Feuerbestattungen über. Zunächst schüttete man die Überreste der Verbrennung und der Opfergaben in verkleinerte Formen von Erdwällen und Steinkisten, später wurden größere Urnenfelder angelegt. Wie zuvor im Kapitel über die Körperseele PO dargestellt, können sich auf den Gräberfeldern vergangener Zeiten daher noch erdgebundene Seelen (Ätherkörper) aufhalten. Dies ist grundsätzlich auch aus anderen Gründen möglich. Manchmal verbleiben Ätherkörper entlang von Straßenzügen, wo sich immer wieder tragische Unfälle ereignen, oder generell an Orten, wo Menschen verunglückten. Ortschronisten, archäologische Fundberichte des Landesmuseums sowie ältere Mitglieder der einheimischen Bevölkerung wissen zumeist gut darüber Bescheid, wo es in der jeweiligen Gemeinde Gräberfunde gegeben hat oder wo sich öfters Unglücksfälle ereignet haben.

Flüche, Verwünschungen, Neidgefühle

Flüche, Verwünschungen und Neidgefühle belasten vorwiegend das Verhältnis zwischen zwei Personen oder Gruppen beziehungsweise Familien, sie können allerdings auch Orte betreffen. Es handelt sich dabei nicht um ein Relikt aus vergangenen Zeiten; diese Negativenergie ist leider recht häufig anzutreffen. Vielfach wird unbewusst und leichtfertig damit umgegangen, auch wenn man heutzutage nicht mehr so stark zwischen schwarzer Magie (schadet anderen) und weißer Magie (bringt mir Vorteile) differenziert.

Für mich ist beides Manipulation und Beeinflussung des Energiestroms und daher abzulehnen. Was zu mir gehört, kommt zu mir – was nicht zu mir gehört, wird sich lösen. In allen Fällen gibt es bestimmte Techniken, diese Negativenergie aufzulösen und auch die betroffenen Orte und Wesen zu harmonisieren. Diese energetische Reinigung sollte unbedingt und ausschließlich von einem Fachmann durchgeführt werden, damit die Negativenergie in die richtigen Ebenen transformiert wird.

Ritualplätze

In der Nähe von älteren Siedlungen beziehungsweise alten Hofstätten gibt es zahlreiche Ritualplätze, die größtenteils positiv besetzt sind. Es kann sich aber auch um einen Opferplatz oder einen Richtplatz handeln. Das spüren sehr viele Menschen fast immer sofort, an manchen Orten fühlt man sich einfach nicht wohl. Ein zuerst mulmiges Gefühl gewinnt an Sicherheit, wenn man sich den Pflanzenbewuchs dort näher anschaut. Blutwurz und Buschwindröschen sind an solche Orten so gut wie immer zu finden.

Man sollte aber auf jeden Fall bei so einem Ort überprüfen, ob die dort durchgeführten Rituale noch zeitgemäß sind beziehungsweise einen Bezug zum Jetzt haben; nur dann kann eine energetische und geomantische Reinigung durchgeführt werden. In diesem speziellen Fall braucht man sehr viel Erfahrung bei der Reinigung, denn viele Rituale sind als eine Art Manipulation oder Kanalisierung zu verstehen, die den freien und uneingeschränkten Fluss der Energien blockieren und auch auf andere Personen übergehen können.

Bannplätze

Bewusste Verbannungen oder Bindungen an Orte und Personen spielten zu früheren Epochen eine wesentlich größere Rolle, als sie es heute tun. Dennoch sind diese abschottenden oder anbindenden Energien immer noch vorhanden, sie lösen sich nicht von selber auf. Ein Geomant muss darauf achten, dass sämtliche Energien frei fließen und dass solche Bindungen aufgelöst werden können. Dafür ist jedoch unerlässlich, vorab energetisch zu hinterfragen, was der Grund für die Verbannung bestimmter Energien war. Es kann durchaus der Fall sein, dass frühere Generationen eine Gefahr wahrgenommen hatten und diese vom Ort fernhalten wollten. Erst wenn dies geklärt und der Ort gereinigt ist, kann eine Bindung gelöst werden. Bei einer vorzeitigen Auflösung ohne die dazugehörige energetische Reinigung kann es zu unerwünschten oder sogar negativen Auswirkungen für Ort und Bewohner kommen. Gegebenenfalls muss ein Bann noch länger aufrechterhalten bleiben, bis der richtige Zeitpunkt zur Auflösung kommt.

Bei den Bindungen eines Menschen an einen bestimmten Ort oder an eine andere Person ist dies zumeist etwas einfacher. Diese Verhaftungen machen uns unflexibel und starr, wir können weder frei entscheiden noch frei handeln. Aus meiner Sicht sollten diese Bindungen unbedingt gelöst werden.

Architektur historisch/jetzt

Menschliche Bauwerke, vor allem der Straßen- und Tunnelbau, können erdnahe Energiebahnen stören und so den freien Fluss behindern. Oftmals wird über eine erhöhte Unfallgefahr an bestimmten Stellen und auch über sogenannte „Poltergeist-Erscheinungen" berichtet.

Wie beim Menschen können auch die Meridianbahnen des Planeten Erde geschwächt oder gestört werden. Ein Bauwerk wirkt dann vergleichsweise wie ein Piercing am Körper, das an einer wichtigen Stelle den Durchfluss der Lebensenergie unterbricht. Zu diesen äußerst sensiblen Energiebahnen gehören die dem Erdelement zugehörigen Drachenwege, die sich wie Blutgefäße durch die Erde schlängeln. Es können auch die sogenann-

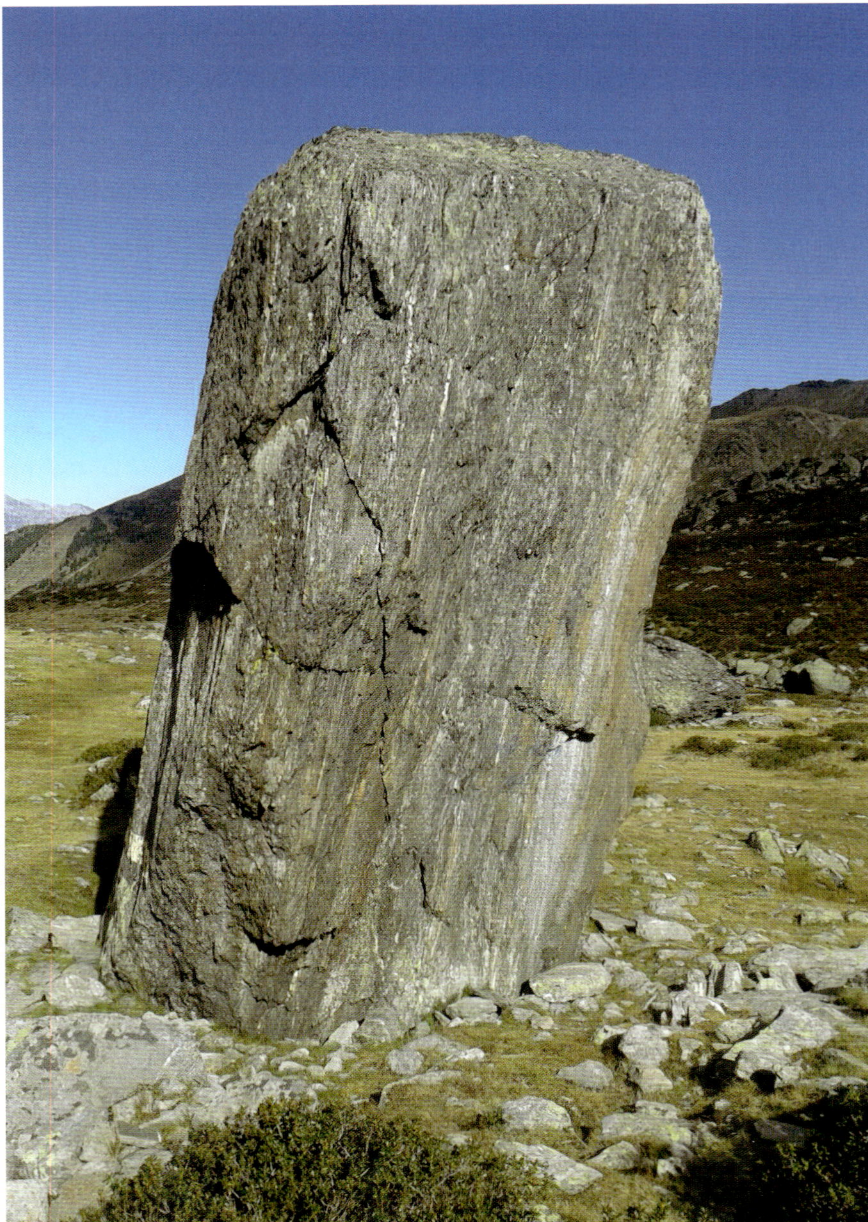

Abb. 9: Kraftplatz „Bschriebener Stoan“

ten Verbindungs-Leylinien, die dem Wasserelement zugerechnet werden, unterbrochen sein. Die Kommunikation zwischen zwei Orten wird dabei empfindlich gestört. Orte, die von den feurigen Kraft-Leylinien abgeschnitten werden, wirken leer und unbeseelt. Als Drachenlinien werden die den planetaren Meridianbahnen zugerechneten Linien knapp über der Erdoberfläche bezeichnet. Das Element Luft transportiert über sie die geistig-spirituelle Information von Ort zu Ort. Manchmal zerstört ein menschliches Bauwerk auch die Wohnstätten von Naturwesen. In manchen Ländern, zum Beispiel in Island, ist dieses Wissen noch immer gegenwärtig und wird auch bei Bauvorhaben berücksichtigt.

Zu hohe Energie für den Menschen

Siedelt man in der Nähe von urzeitlichen Kraftplätzen, die bereits vor Jahrtausenden für Rituale oder religiöse Handlungen aufgesucht wurden, kann es leicht sein, dass man in deren unmittelbarer Nähe keinen Schlaf findet.

Diese Plätze wurden aufgrund ihres hohen Energielevels, das sich in der hohen Intensität an negativen Ionen, der magnetischen und elektromagnetischen Anomalien sowie noch einiger anderer Parameter messen lässt, für bestimmte Tätigkeiten aufgesucht. Solche Plätze sind nicht zum Ruhen und Rasten gedacht, man kann an ihnen seine Energiereserven aufladen, sollte jedoch nicht zu lang an so einem Ort verweilen.

Mir sind viele Geschichten bekannt, wo besonders Mutige auf einem urzeitlichen Kraftplatz übernachten wollten und diesen schließlich schon nach wenigen Stunden fluchtartig verließen. Den meisten Menschen ist nicht bewusst, dass sich an solchen Plätzen mit hohem Energiepotenzial auch optische Phänomene ereignen können. Dies ist zum einen auf die gesteigerte Aktivität in den Schläfenlappen und zum anderen auf den Austritt radioaktiver Gase aus dem Erdboden zurückzuführen.

Leider berücksichtigt die moderne Architektur diese Phänomene aus der Vergangenheit kaum, und so kann es vorkommen, dass ganze Wohnsiedlungen auf kraftvollen Plätzen erbaut werden. Diese Terrains zeichnen sich besonders durch ihre bezaubernde Einbettung in die umgebende Landschaft aus, dennoch sind sie aus energetischer Sicht kein geeigneter Siedlungsplatz. Viele Menschen berichten zwar auch das Gegenteil, dass sie dort nämlich besonders gut schlafen können. Dennoch ist ein solcher Platz voll hoher und lichter Energie auf die Dauer zu viel für den menschlichen Körper.

■ ELEKTROSMOG UND LICHTVERSCHMUTZUNG

Zellen, Gewebe und Organe verständigen sich im menschlichen Körper nicht nur über neuro-biochemische Botenstoffe, sondern auch über elektrische Signale. Dies ist der Grund, warum unter anderem elektrische Frequenzen das vegetative und zentrale Nervensystem, Hormone, Chromosomen und Zellen beeinflussen und stören können. Eine zu starke und zu lange Elektrosmogbelastung kann zu verschiedenen Beeinträchtigungen im Wohlbefinden führen.

Die Internationale Agentur für Krebsforschung (IARC, eine Unterorganisation der WHO) stufte 2013 die hochfrequenten elektromagnetischen Felder als „möglicherweise krebserregend" ein – und dennoch werden die Vernetzung von elektrischen und elektronischen Geräten im eigenen Haus („Smart Home") und die Datenübertragung („Smart Meter") vorangetrieben. Die zusätzliche Ladung sollte man bei der Anschaffung von Fotovoltaik-Anlagen bedenken, denn damit ist man ebenfalls permanent elektromagnetischen Feldern ausgesetzt. Wer sensibel auf Elektrosmog reagiert, sollte von einer zusätzlichen Stromquelle am Dach, dem Kopf des Hauses, absehen!

Netzabkoppler (Netzfreischalter), geschirmte Verlängerungskabel und Tischverteiler können elektrische Wechselfelder reduzieren. Für Leuchten im Nahbereich des Menschen (z. B. Nachttischlämpchen) sollte eine mit dem Schutzleiter kontaktierte Metallfassung für die Glühbirne verwendet werden. Eine in der Nacht benötigte Lichtquelle sollte jedoch unbedingt in Reichweite sein, sodass eine eventuelle Verletzungsgefahr im Dunkeln vermindert wird.

Fernsehen oder Computertätigkeiten am Abend beeinflussen das energetische Gefüge des Menschen stärker als angenommen. Zu der Elektrosmogbelastung kommt noch, dass es sich dabei eher selten um positive Eindrücke handelt, die man so kurz vor der Ruhezeit aufnimmt. Wer abends aufwühlende Filme schaut oder noch seine Mails abruft, der braucht sich nicht zu wundern, wenn er schlechter einschläft oder aufschreckt. Was kann so wichtig sein, dass man kurz vor dem Schlafengehen nochmal die Mails abruft oder sein Handy checkt? Überlassen Sie es doch getrost den anderen, „die Welt zu retten“ – und leisten Sie Ihren Beitrag am nächsten Morgen, wenn Sie ausgeruht sind.

Die meisten elektromagnetischen Wechselfelder entstehen in unmittelbarer Nähe von Hochspannungsleitungen, Bahnstromanlagen, Trafos sowie bei Dachständerüberspannungen mit Einzelleitungen. Man sollte zusätzlich auch bei Fußbodenheizungen und Heizdecken darauf achten, dass Phase und Null-Leiter verdrillt sind, dies reduziert das magnetische Wechselfeld um ein Vielfaches. Ein Festnetztelefonanschluss mit einer Schnur sowie drahtgebundene Computernetzwerke geben keine Strahlung ab. Zu Mobilfunksendeanlagen, DECT-Telefonen und WLAN-Sendern soll auch untertags ausreichend Abstand gehalten werden! Ein eingeschalteter WLAN-Router strahlt 300 Meter weit und auch weiter durch sämtliche Wände hindurch, Gleiches gilt auch für alle weiteren Geräte mit einem Funkempfänger. Deaktivieren Sie daher auch die Bluetooth-Technologie, wann immer es möglich ist!

Wie bereits im Kapitel über radiästhetische Störzonen kurz angemerkt, sollten die sogenannten Luginger-Linien (Koppelungslinien zwischen Wasseradern und A-thermischen Feldern) auf jeden Fall gemieden werden! Die Lehre der TCM geht davon aus, dass zwischen Wasser und Feuer (Strom) die stärkste Anziehung und Verbindung besteht, daher kann gerade so eine Koppelung ihre negative Kraft auf den Menschen ausüben. Leider steigt die Stärke dieser Koppelungslinien mit jeder neu eingeführten Technologie, und es besteht kaum eine Möglichkeit, den unglaublich vielen Richtfunkantennen, Rundstrahlern, Handymasten, Satellitengittern usw. auszustellen. Mittlerweile durchziehen diese Mikrowellen teilweise ganze Gebäude vom Keller bis zum Dach. Mobilfunkwellen strahlen auch zusätzliche Wärme ab, das kennt jeder, der sein Handy zu lang am Ohr hat. Der internationale Immissionsgrenzwert für die Mobilfunkstrahlung beträgt 41 bis 61 Volt/Meter, berücksichtigt werden aber nur die thermischen Einflüsse auf ein Gewebe, nicht jedoch die Effekte auf Zellebene.

Mit dem Einzug der 5G-Mobilfunkgeneration werden mit größter Wahrscheinlichkeit noch weitaus höhere Belastungen auf uns zukommen, als uns diese „moderne“ Technik von Nutzen sein kann. Die 5G-Technologie braucht wesentlich mehr Sendemasten als das derzeitige LTE-Netz. Hinzu kommt, dass es keine zuverlässigen Studien gibt, wie sich diese flächendeckende Bestrahlung mit einer höheren Frequenz auf die Zellebene von Menschen, Tieren, Pflanzen und die gesamte Umwelt auswirkt. Die Erhöhung der Außentemperatur durch 5G scheint generell nicht thematisiert zu werden, zumindest habe ich in meinen Recherchen keine Informationen gefunden.

Die 5G-Strahlung ist viel kurzwelliger und kann daher keine Mauern durchdringen, um aber trotzdem eine flächendeckende Versorgung zu gewähren, braucht es folglich wesentlich mehr Antennen. In Städten rechnet man mit einer Antenne im Abstand von zehn Häusern, die jede Fassade einzeln anstrahlen, damit das „Internet der Dinge“ – wie selbstfahrende Autos, Waschmaschinensteuerung oder die Kühlschranküberwachung für den automatischen Einkauf der fehlenden Lebensmittel – überhaupt funktionieren kann. Ob diese Kapazität dann tatsächlich ausreichend ist und ob diese Antennen auch gekennzeichnet werden, das steht noch nicht fest.

Es gibt aber auch noch andere technisch induzierte Frequenzen, die als Töne und Vibrationen wahrgenommen werden können. Viele Menschen verspüren eine Art „Brummen“ tief aus der Erde. Die Schallwellen befinden sich im nicht hörbaren Bereich entweder über 16.000 Hertz (Ultraschall) oder unter 16 Hertz (Infraschall) und nehmen auf ihrem Weg von einem Ort zum anderen weitere Frequenzen auf, die von empfindsamen Personen gefühlt werden. Diese künstlich erzeugten Wellen sind erst mit der Einführung von Rundfunk und Radar entstanden.

Ich persönlich kann weder Mineralien noch Metallverbindungen zur Entstörung von Mobilfunkwellen empfehlen, da diese mit jeder neuen Erhöhung beziehungsweise Änderung der Frequenz unwirksam werden! Im Übrigen sind Abschirmfolien oder teure Wandanstriche erfahrungsgemäß keine dauerhafte Lösung, weil sie durch die permanente Bestrahlung porös werden. Empirisch wirken kosmische Symbole in Kombination mit der Zentrierung des Einzelnen und der Steigerung des eigenen energetischen Bewusstseins derzeit am besten zur Entstörung von elektromagnetischen Feldern. Denn je höher der Mensch in seinem Bewusstsein schwingt, desto weniger störanfällig ist sein eigenes System. Gönnen Sie sich den Luxus, offline zu sein!

Die vielen Möglichkeiten, sich das Leben mit Strom einfacher zu gestalten, stehen in einem starken Widerspruch zu den Belastungen, die diese permanenten elektromagnetischen Felder mit sich bringen. Überlegen Sie, was alles in Ihrem Haushalt nicht funktioniert, wenn kein Strom vorhanden ist. Niemand käme auf die Idee, sich diesen Annehmlichkeiten dauerhaft zu versagen, aber ein Umgang mit Maß und Ziel ist schon aus Umweltschutzgründen sinnvoll – Strom kommt nicht aus der Steckdose!

Früher, als die Sonne noch als einzige Lichtquelle fungierte, galt das Tageslicht als Zeichen, den Schlaf zu beenden. Treffen Lichtstrahlen auf die Netzhaut, dann ist fürs Gehirn – vereinfacht gesagt – der Tagesbeginn erfolgt, und es ist Zeit zum Aufstehen. Da der Mensch sehr oft visuell gesteuert ist und ein sehr großer Teil des Gehirns auf die Verarbeitung von visuellen Reizen abzielt, hängen viele Tätigkeiten davon ab, wie hell es ist.

Der Schein des Feuers ließ zu, dass einige Tätigkeiten auch noch nach Sonnenuntergang ausgeführt werden konnten. Allerdings erfolgte dies in einem sehr geringen Ausmaß, sodass der Schlaf-Wach-Rhythmus nicht so stark verschoben wurde. Kerzen, Öl- oder Gaslampen ermöglichten schon mehr Aktivität während der Nachtstunden; dies spürten zuerst besonders die Stadtbewohner. Erst als viele Menschen einen einfachen Zugang zum elektrischen Licht hatten, musste man die Nacht nicht mehr im Dunkeln verbringen.

Die Industrialisierung schritt voran; dies brachte im Gegenzug die natürliche Ordnung durcheinander, weil ein Teil des Gehirns dachte, die Sonne sei noch nicht untergegangen. Wenn aber keine natürliche Dämmerung erfolgt und bis zum Schlafengehen künstliches Licht brennt, dann verzögert sich bekanntermaßen die Ausschüttung von Melatonin. Man kann daher auch nicht so leicht feststellen, ob man schon müde genug ist, um einschlafen zu können. Viele Menschen, die nicht einschlafen können, leiden unter der verzögerten Hormonausschüttung, die durch das künstliche Licht am Abend entstanden ist. Wenn es draußen dunkel wird, dann sollte man auch im Haus keine Aktivitäten mehr durchführen, die einer Vollbeleuchtung bedürfen. Dimmen Sie nach und nach das Licht, wenn Sie alle Ihre wichtigen Tätigkeiten beendet haben. Schließen Sie Jalousien und Vorhänge, denn auch schwaches Licht, das beispielsweise von außen in das Schlafzimmer dringt, schwächt die Melatoninfreisetzung.

Gemütliches Licht hängt vom Farbspektrum der Lampe ab, mit einer niedrigeren Temperatur und daher mehr roten Anteilen wirkt das Licht wärmer. Energiesparlampen strahlen zumeist weißes Licht ab, daher wirken sie kühler. Wenn sie gedimmt werden, sinkt die Temperatur, und sie wirken noch kühler. Energiesparlampen sind weit entfernt vom natürlichen Lichtspektrum der Sonne. Ende der 1990er-Jahre entwickelte man die LED-Technik, und 2014 erhielten die Erfinder sogar den Physiknobelpreis dafür. Die blauen LEDs brauchen weniger Strom und halten länger als herkömmliche Glühbirnen, sind aber ungleich schädlicher für die Melatoninfreisetzung, denn sie aktivieren das Gehirn. Die LED-Technologie ist trotz der für mich irreführenden Bezeichnungen wie „warm-weißes Licht" im Vormarsch, und sie wird heutzutage fast überall eingesetzt – in Straßenlaternen, bei Reklametafeln oder auch bei der Beleuchtung von Gebäuden oder Schipisten in der Nacht.

Nachtschifahren hat sich zu einem wahren Boom der Spaßgesellschaft herauskristallisiert. Menschen gehen untertags zur Arbeit und abends auf die Schipiste, obwohl sie doch eigentlich schon müde sind.

Sämtliche Sehenswürdigkeiten eines Ortes werden in der Nacht beleuchtet. Wozu? Diejenigen, die dort wohnen, wissen um die Existenz des Gebäudes. Und diejenigen, die auf der Durchreise sind, werden kaum wegen einer beleuchteten Kirche eine Übernachtungsmöglichkeit suchen, um sich am nächsten Tag das Gebäude anzuschauen. Es ergeben sich hier sinnvolle Möglichkeiten, mit den Ressourcen besser umzugehen – zum einen schlafen die Menschen besser, und zum anderen werden die dringend benötigte elektrische Energie eingespart und die Umwelt geschont.

Natürlich ist es gerade für ältere Menschen sehr wichtig, in der Nacht das Licht anschalten zu können. Es ist daher genau abzuwägen, welcher Vorteil überwiegt, um sich auch in der Nacht sicher zu fühlen. Wer auf dem Weg zur Toilette unsicher ist, der sollte sich besser ein gedimmtes Licht, das möglichst wenig Blauanteil hat, einschalten. Beim Handy oder dem Schnurlostelefon auf dem Nachtkästchen bin ich eher skeptisch bezüglich der Vorteile, da die Aufregung im Notfall meistens sehr groß ist und man auch eine eingespeicherte Nummer nicht so leicht wählen kann. In diesem Fall wäre aus meiner Sicht ein Hausnotruf sinnvoller. Ich rate aber davon ab, aus vermeintlichen Sicherheitsgründen ein Nachtlicht brennen zu lassen. Wie bereits vorhin erwähnt, würde ein Netzfreischalter hier Abhilfe schaffen – das Licht ist da, wenn man es braucht, ansonsten ist die Leitung stromlos.

■ BAUBIOLOGIE

Ein Baubiologe verwendet technische Geräte zum Messen von schädlichen Faktoren, beispielsweise die Schimmelpilzbelastung, chemische Schadstoffe in Lacken oder synthetischen Materialien oder aber auch die Lärmbelastung an einem bestimmten Ort. Er empfiehlt möglichst umweltfreundliche und schadstoffarme Materialien, die zumeist auch direkt bei ihm käuflich erworben werden können.

Das Gefühl für natürliches und harmonisches Wohnen ist heute so gut wie nicht mehr vorhanden. Man baut lieber hypermoderne Flachdachhäuser mit kontrollierter Wohnraumbelüftung, wo das Öffnen der Fenster nicht mehr vorgesehen ist. Steht das Haus noch dazu im Einzugsbereich einer Wasserader, braucht man sich über die starke Schimmelbildung nicht zu wundern. Das Flachdach wirkt energetisch wie das sprichwörtliche „Brett vor dem Kopf", denn anders ist es wirklich schwer nachvollziehbar, dass man ein Haus mit fix verschlossenen Fenstern baut und der Technik und somit dem elektrischen Strom hörig wird.

Vielfach halten auch baubiologische Abschirmmaßnahmen nicht das, was sie versprechen – zumindest nicht für einen länger dauernden Zeitraum. Wie bereits beim Elektrosmog erwähnt, kommt mit jeder neuen Technologie eine neue Feldstärke, und das Risiko für einen länger dauernden Stromausfall steigt ebenfalls. Dann funktioniert die Lüftung nicht, und Fenster kann man auch keines mehr öffnen.

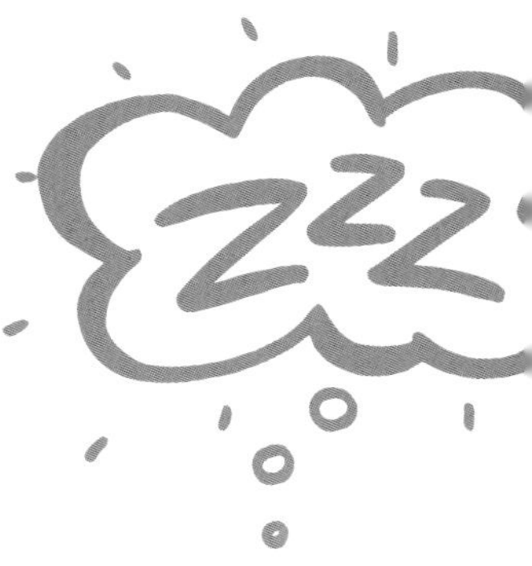

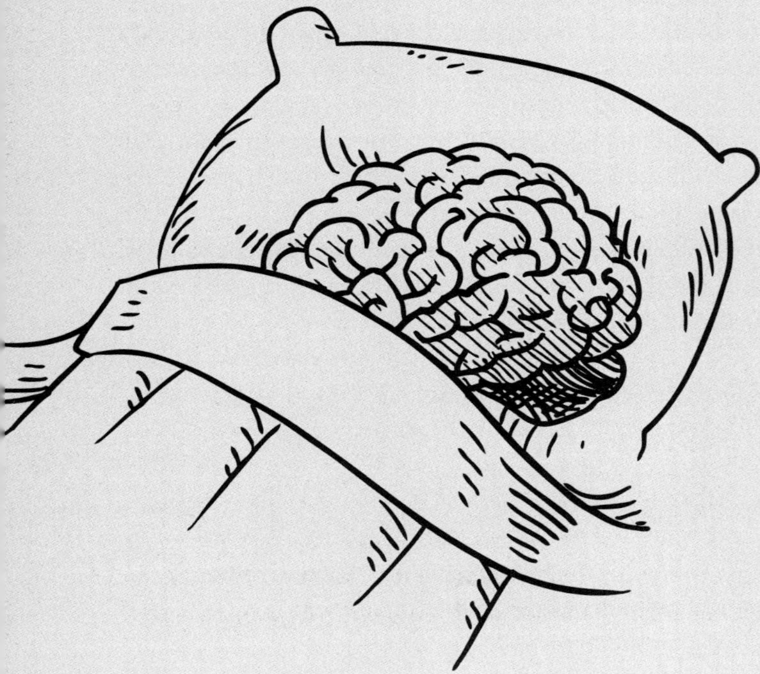

Humanenergetische Disharmonien

Energetische Disharmonien bei einem Menschen können auf drei unterschiedlichen Stufen des Daseins auffallen. Diese Unausgewogenheiten haben alle ihren Ursprung auf der feinstofflichen Ebene, sie zeigen sich jedoch in körperlichen, geistigen oder seelischen Blockaden.

■ DYSBALANCEN AUF KÖRPERLICHER EBENE

Ehe sich derartige Spannungen im Körper als Schmerz oder funktionelle Einschränkung eines Organs zeigen, kann sie ein Energetiker bereits in der feinstofflichen Aura wahrnehmen. Der Mensch reagiert auf eine bereits länger bestehende Unausgewogenheit in seinem Energiegefüge, die sich letztendlich körperlich manifestiert hat und einer medizinischen Abklärung bedarf. Einer zusätzlichen energetischen Begleitung steht jedoch nichts im Weg, da sämtliche energetisch wirksamen Methoden nicht mit medizinischen Methoden interagieren.

Zeigt sich ein Symptom bereits auf der körperlichen Ebene, hat die medizinische Versorgung Vorrang, und die Energetik wirkt begleitend. Im Sinn des Betroffenen hat sich bewährt, wenn Arzt und Energetiker zusammenarbeiten. Ein verantwortungsvoller Energetiker wird seinen Kunden zu einer ärztlichen Abklärung der körperlichen Beschwerden raten. Es ist auch aus energetischer Sicht sinnvoll, sich durch ein Blutbild und/oder ein bildgebendes Verfahren Gewissheit zu verschaffen, ob das jeweilige Organ bereits messbar in Mitleidenschaft gezogen wurde. Der Energetiker ist bestrebt, Körper, Geist und Seele wieder ins Gleichgewicht zu bringen, denn ein Zuviel (Fülle bzw. Hitze) ist gleich schlecht wie ein Zuwenig (Mangel bzw. Leere). Kann der Arzt bei seiner Untersuchung keinen tatsächlichen Überschuss oder Mangel feststellen und sind alle Werte im Normbereich, kann man noch gut im energetischen Bereich ausgleichen. Sämtliche hier genannten körperlichen Unausgeglichenheiten und deren Beschreibungen dienen lediglich der Übersicht für den Leser, der sich für sich selbst interessiert.

Ein sensibler Mensch spürt zumeist selbst recht gut, ob in seinem Körper alles in Ordnung ist oder nicht. Der Stempel „psychosomatisch bedingt" wird leider oft viel zu vorschnell aufgedrückt, und der Betroffene, dem man nicht glaubt und dem man daher keine Erklärung seiner Symptome anbietet, ist der Leidtragende. Der verantwortungsvolle und gut ausgebildete Energetiker spürt freilich die Unausgeglichenheiten im feinstofflichen Bereich mit Hilfe seiner Sensibilität auf und bietet Lösungen zur Harmonisierung an. Ein vermehrtes Miteinander zum Wohl des Betroffenen wäre hier besonders wünschenswert!

Erzählt mir jemand von Durchschlafschwierigkeiten, rate ich zur ärztlichen Überprüfung der Funktionalität der Gallenblase, der Leber und der Lunge. Auch ein nächtlicher Unterzucker könnte in Frage kommen. Dies lässt sich in einem Blutbild zusammen mit dem Vitaminstatus (D, K), einigen mineralischen Spurenelementen sowie der Bestimmung des Serotonin- und des Cortisolspiegels nachweisen. Gerade Magnesium wird bei jeglicher Art von Stress übermäßig stark verbraucht. Ein Magnesiummangel ist allerdings nur sehr schwer feststellbar, weil der Körper den Magnesiumspiegel im Blut sehr genau regelt. Fällt der Magnesiumanteil im Blut ab, könnte dies in Folge zu einem Herzinfarkt führen. Ein körpereigener Schutzmechanismus greift daher zuerst auf das Magnesium in den Zellen und in den Knochen zu, bevor der Spiegel im Blut sinkt. Wenn also ein Magnesiummangel im Blut nachweisbar ist, dann ist es an der Zeit, diesen Mineralstoff wieder aufzufüllen. In der Biochemie nach Dr. Schüssler wird dem Magnesium in Bezug auf den Schlaf eine besondere Aufmerksamkeit zuteil, denn es „löscht abends das Licht und zündet es morgens wieder an".

Forscher haben auch Zusammenhänge zwischen den REM-Phasen und dem Kalziumspiegel herausgefunden. Kalzium spielt bei der Produktion von Melatonin aus L-Tryptophan eine nicht unwesentliche Rolle. Achten Sie daher auch auf eine ausreichende Kalziumversorgung!

Bei Schlafschwierigkeiten hinterfrage ich, wann jemand seine letzte Mahlzeit vor dem Zubettgehen eingenommen hat. Weiters auch, ob man immer zur gleichen Zeit ins Bett geht. Die Zimmertemperatur spielt für das körperliche Wohlbefinden ebenfalls eine große Rolle; das Schlafzimmer sollte als Yin-Raum eher kühl gehalten sein. Eine Raumtemperatur von 16 bis 18 Grad Celsius wird empfohlen. Auch die Luftfeuchtigkeit sollte nicht zu hoch sein, zirka 45 bis 50 %. Trockene Luft belastet die Schleimhäute der Atemwege, es kommt zu einem trockenen Mund und Hustenreiz. Bei einer Luftfeuchtigkeit über 55 % wird der gesamte Organismus belastet, weil Pilze und Milben leichter gedeihen können. Richtiges Lüften sorgt für einen guten Austausch der Atemluft und reguliert auch die Raumtemperatur sowie die Luftfeuchtigkeit. Lüften Sie daher das Schlafzimmer morgens und abends ungefähr 15 Minuten, sodass auch genügend Sauerstoff im Zimmer vorhanden ist. Ob Sie lieber bei offenem oder geschlossenem Fenster schlafen, hängt ausschließlich von Ihrer persönlichen Vorliebe ab. Zugluft und Kälte sind indes keinesfalls förderlich. Weiters hinterfrage ich auch, welche Geräusche oder Situationen den Schlaf stören (von außen, vom Partner).

Wie liegt man im Bett? Eher den Kopf hoch mit vielen Kissen, auf dem Bauch, auf der Seite, auf dem Rücken? Haben Sie genügend Platz in Ihrem Bett, um Ihre Lieblingsschlafposition einnehmen zu können?

In der energetischen TCM werden einige Gründe für Beeinträchtigungen beim Einschlafen genannt. Herzrasen oder starkes Herzklopfen deuten auf eine Disharmonie zwischen Herz und Niere hin, man spricht dann von einem „hohen Yang im Herzen", also einer Yang-Fülle. Bei Grübeleien und Sorgen sind die Milz und der Magen beteiligt.

Wenn Sie in der Nacht aufwachen und Herzrasen und Schwindel verspüren, dann können aus energetischer Sicht Herz und Leber beteiligt sein. Der Energetiker spricht dann von einem Yin-Mangel im Herzen, der wiederum aus einem energetischen Herz-Blutmangel hervorgeht. In sehr vielen Fällen hilft es bei diesen Symptomen, untertags – bis 17 Uhr – mehr Wasser zu trinken! Wasser entspricht einem Yin-Element, das bei einem Mangel einfach aufzufüllen ist.

Wacht man zu früh auf, wird dies in der Energetik der TCM mit einer Leere in der Lunge gleichgesetzt, ein übermäßiges Schlafbedürfnis hingegen mit kalten Extremitäten hat zumeist einen Yang-Mangel in Herz und Niere als Ursache.

Neurobiochemische und hormonelle Komponenten

Generell gesehen haben hormonelle Komponenten einen großen Einfluss auf die Schlafbereitschaft. Um herauszufinden, ob und welche neurobiochemischen und hormonellen Komponenten zugeführt werden sollen, müssen einige spezielle Untersuchungen durchgeführt werden. Ich weise in diesem Abschnitt nochmals darauf hin, dass die hier dargestellten Informationen lediglich dem leichteren Verständnis der Zusammenhänge dienen, sie sind keinesfalls als medizinische Empfehlung oder Diagnose zu verstehen!

Dr. Charles A. Czeisler, ein bekannter Schlafforscher der Harvard Medical School, konnte 1990 nachweisen, dass Menschen wie alle Säugetiere vom Tageslicht beeinflusst werden. Das Sonnenlicht wirkt über unsere Augen auf bestimmte Regionen im Zwischenhirn, die wir als unsere innere Uhr, die unseren Tag- und Nachtrhythmus auf etwas mehr als 24 Stunden einstellt. Dieser zirkadiane Rhythmus (lateinisch für „ungefähr ein Tag") steuert viele Körperfunktionen wie die Körpertemperatur und den Wechsel zwischen Leistungs- und Erholungsphasen. Bis zu 15 % unserer Gene im Zellkern sind nur zu bestimmten Tageszeiten aktiv, im Stoffwechsel wirksame Hormone und Enzyme unterliegen ebenfalls diesem Rhythmus.

Unter dem suprachiasmatischen Nukleus im Gehirn kreuzen sich die Sehnerven, dort landet das wahrgenommene Licht und wird von speziellen Nervenzellen und dem Sehfarbstoff Melanopsin aufgenommen. Es findet hier eine Unterscheidung zwischen hell und dunkel statt, die Signale kommen dann weiter an die hormonbildenden Drüsen zur Bildung von Botenstoffen, die wiederum die Organfunktionen steuern.

Der für den Schlaf-Wach-Rhythmus verantwortliche Botenstoff, das Hypocretin (auch Orexin genannt), wird im Hypothalamus, einem Abschnitt des Zwischenhirns, hergestellt. Wir werden bei einer hohen Konzentration von Orexin munter. In früheren Zeiten, als das Tageslicht an die Aktivität der Menschen gekoppelt war, entschied dieser Takt unser Überleben.

Ist es hingegen dunkel, wird ein anderer Botenstoff in der Zirbeldrüse, im Darm und in der Netzhaut des Auges freigesetzt, das bereits mehrmals erwähnte Hormon Melatonin. Die Melatoninproduktion wird sofort herabgesetzt, sobald Licht auf die Sensoren der Netzhaut trifft.

Weitere Lichtquellen, die heutzutage vermehrt Einfluss auf unser Schlafverhalten haben, sind Handys, Tablets und andere elektronische Geräte. Neben der elektromagnetischen Abstrahlung ist der Blick auf das helle Display in der Nacht aus oben erwähnten Gründen nicht empfehlenswert. Es wird kaum Nachrichten geben, die dermaßen dringend sind, dass man sie in der Nacht lesen muss. Und wenn es wirklich so wichtig ist, dann erwarte ich mir persönlich doch einen Anruf und keine schriftliche Nachricht!

Berichten zufolge soll die Einnahme von 5-HTP (5-Hydroxytryptophan) die Schlafbereitschaft sowie einige andere körperliche Prozesse unterstützen. 5-HTP ist eine Vorstufe des Serotonins, das aus der afrikanischen Schwarzbohne (Griffonia simplicifolia) gewonnen wird. Die schlaffördernde Wirkung würde den Darstellungen zufolge erst eintreten, nachdem sich einige physiologische Prozesse bei einer ausreichenden Versorgung mit Vitamin B6 und Zink wieder eingespielt haben. Voraussetzung dafür ist aber, dass man seinen Hormon-, Vitamin- oder Mineralstoffhaushalt kennt und so einer schädlichen Überdosierung vorbeugt!

Das Nebennierenhormon DHEA-S gilt als Schlüssel zum Wohlbefinden. Steht man stark unter Stress, schwächt dies die Nebennieren, und dadurch zeigt sich nach einiger Zeit ein niedriger DHEA-Spiegel. Auch das Progesteron sinkt bei ständigem Stress, hingegen steigt Cortisol an. Dies alles senkt auch die Bereitschaft für einen gesunden und ausreichenden Schlaf, denn gerade die Nebennieren haben diesbezüglich eine nicht zu vernachlässigende Bedeutung.

Viele Frauen klagen besonders während der Wechseljahre über Schlaflosigkeit. Dies wird leider oftmals hingenommen, ohne der Ursache nachzugehen. Die hormonelle Umstellung in den Wechseljahren ist jedoch ein seit Jahrtausenden normaler Vorgang im Körper einer Frau, der in vielen Regionen der Welt auch heute noch ohne große Einschränkungen abläuft. Wechseljahrbeschwerden oder schmerzhafte und schlaflose Nächte während der Monatsblutungen sind daher nicht als „Normalzustand“ zu betrachten, auch wenn noch so viele Frauen darunter leiden. Lassen Sie die Ursachen dafür unbedingt abklären und lesen Sie diesbezüglich auch das Kapitel über Adaptogene.

Ernährung

Die richtige Ernährung ist so individuell wie jeder Mensch. Ich persönlich bin von generellen Regeln abgekommen, da sie vielfach ideologisch überbewertet werden – heute hochgelobt, morgen bereits von den Tellern verbannt. Je nach vorherrschender Weltanschauung müssen bestimmte Lebensmittel gegessen oder gemieden werden. Wie immer ist auch in diesem Fall ein gesundes Mittel- und Augenmaß von Vorteil.

Eine diätologische Beratung mag in manchen Fällen von Schlaflosigkeit sinnvoll sein, insbesondere wenn es sich um Nahrungsmittelunverträglichkeiten oder Allergien handelt. Wenn aber zwischen einem schwerverdaulichen Abendessen und dem Zubettgehen zu wenig Zeit für die ausreichende Verdauung verstreicht, dann schläft man unweigerlich schlecht. Für diese Erkenntnis braucht man allerdings keinen Fachmann, diese Verbindung zwischen Essgewohnheiten und Schlafverhalten kann man selbst auch herleiten. Wenn abends im Bett der Magen drückt, weil man zu viel und zu schwer gegessen hat, dann sollte man genau da ansetzen und eine Umstellung der Essgewohnheiten vornehmen – entweder früher, weniger oder etwas anderes essen. Aus Sicht der TCM gibt es sehr viele Kräuter und Pflanzen, die den gesunden Schlaf fördern. Je nachdem, welche Begleitumstände für die Schlafblockaden verantwortlich gemacht werden, können diese Lebensmittel ausgleichend wirken. Dafür gibt es einige traditionelle chinesische und auch traditionelle europäische Mischungen. Einige der nachfolgend aufgelisteten Pflanzen sind in ihrer rohen Form giftig und müssen gekocht beziehungsweise artgerecht zubereitet werden!

Zu den Nahrungsmitteln, Pflanzen und Kräutern, die das Yin tonisieren, gehören der Gelbgrüne Frauenmantel, die Traubensilberkerze, der Weißdorn, frische Erbsen, Schwarzer Holunder, die Knotige Braunwurz, das Salomonssiegel, die Nachtkerze, Maulbeerfrüchte, Sesamkörner und auch Reis-Congee (sehr lang gekochter Reis).

Den Geist beruhigen kann man mit Dill, Hafer, Cashewkernen, dem asiatischen Wassernabel, Orangenblüten, Goldmohn, Estragon, Raute, Süßholz, Herzgespann, Honig, Bilsenkraut, Kamille, Basilikum, Oregano, Passionsblume, Kava Kava, Virginische Schlangenwurzel, Schlüsselblumen, Küchenschelle, Große Königskerze, Lavendel, Weide, Helmkraut, Heilziest,

Hopfen, Thuja, Linde. Aber auch Perlen und Zinnober werden des Öfteren verwendet. Eigelb, Endiviensalat und Melonen – um nur einige zu nennen – haben ebenfalls beruhigende Wirkung.

Hitze ausleiten kann man mit Abalone-Muschelschalen, Augentrost, Birne, Johanniskraut, Mutterkraut und Stiefmütterchen. Inneres erwärmen kann man mit der Muskatnuss.

Wer sein QI bewegen und gleichzeitig Parasiten eliminieren will, kann dazu die Chinesische Holunderfrucht verwenden. Leider gibt es in der chinesischen Medizin aber auch Wirkstoffe, die nicht mit dem Washingtoner Artenschutzabkommen vereinbar sind, wie das den Geist beruhigende Rhinozeroshorn.

Wenn Sie von vornherein eine starke Abneigung gegen ein Nahrungsmittel verspüren, zwingen Sie sich nicht, dieses zu essen. Verzichten Sie auf blähende Speisen wie frisches Brot. Hülsenfrüchte können ebenfalls zu Blähungen führen. Bewährt hat sich hingegen in vielen Fällen der Genuss von Suppen aus gekochtem Gemüse ungefähr zwei bis drei Stunden vor dem Schlafengehen. Zu groß sollte der Abstand nicht sein, denn Hunger stört das Einschlafen genauso wie zu schweres Essen.

Falls Sie ohne Schokolade-Betthupferl nicht einschlafen können, versuchen Sie doch, das in der Schokolade enthaltene Tryptophan untertags mit anderen Lebensmitteln (Datteln, Bananen, Feigen) aufzunehmen, und achten Sie auf ausreichende Vitamin-D-Versorgung.

Glutensensitivität

Gluten ist ein Protein, das in vielen Getreidearten, besonders im Weizen, vorkommt. Obwohl Weizen aus Sicht der TCM schlaffördernd wirkt, kann es bei einer vorhandenen Glutensensitivität vermehrt zum Auftreten von Disharmonien kommen. Wenn Sie zusätzlich zum schlechten Schlaf morgens steife und geschwollene Gelenke sowie Muskelschmerzen haben, dann beobachten Sie, ob es mit dem Weglassen von Weizenprodukten besser wird.

Viele Menschen mit einer Glutensensitivität vertragen auch keine Dinkelprodukte, hingegen Einkorn, Emmer, Kamut und andere „alte" Getreidearten gut.

Parasiten, Viren, Bakterien, Pilze, Plasmodien

Leider erliegen viele Menschen dem Glauben, dass es in unserer Wohlstandsgesellschaft keinen Parasitenbefall mehr gibt. Durch verunreinigte Lebensmittel, mangelnde Hygiene und dem engen Zusammenleben mit Haustieren gelangen auch heute noch Parasiten in unseren Körper und nisten sich dort ein. Neben diversen, zyklisch wiederkehrenden Unpässlichkeiten kann es auch zu einer Veränderung im Schlafverhalten oder sogar zu einer Wesensveränderung kommen.

Oftmals wird bei einer Infektion mit bestimmten Viren (EBV oder anderen Herpesviren), Bakterien, Plasmodien oder bei Pilzerkrankungen keine weiterführende Therapie angestrebt. Aus meiner Sicht haben dennoch alle diese Erreger in einem gesunden Körper nichts verloren. Ein naturkundlich ausgebildeter Arzt kann Sie bei der Ausleitung dieser Mikroorganismen mit Sicherheit unterstützen!

Die Ausleitung der Mikroorganismen mittels der Kombination eines Frequenzgerätes, des sogenannten Zappers nach Dr. Hulda Clark, und pflanzlichen Mitteln wie Schwarznusstinktur, Wermut und Nelken ist weit verbreitet. Clark ging in ihren Überlegungen davon aus, dass der Ammoniak als Stoffwechselprodukt der Bakterien, Viren und Parasiten die eigentliche Ursache für Schlaflosigkeit ist. Laut ihren Recherchen fehlt unseren Gehirnen ein Enzym, das für den biochemischen Vorgang der Ausscheidung von Ammoniak im Gehirn gebraucht wird. Naturheilkundler empfehlen oftmals auch Kräuter wie den Einjährigen Beifuß, Ratanhia und den brasilianischen Quassiabaum.

Entwurmen Sie auch Ihre Haustiere regelmäßig, das hilft Ihnen und Ihrem Tier. Achten Sie auch darauf, dass Sie mit dem Kot Ihrer Haustiere nicht in Berührung kommen. Waschen Sie sich generell vermehrt und gründlich die Hände mit Seife und warmem Wasser, besonders vor dem Essen. Der zunehmende Einsatz von Desinfektionsmitteln ist nicht überall vorteilhaft und sollte daher äußerst abgewogen erfolgen.

Schwermetalle, Pestizide, Herbizide, Fungizide, Lösungsmittel

Wir sind heute viel stärkeren Belastungen durch Umweltgifte ausgesetzt als unsere Vorfahren. Dass Schwermetalle, wie Quecksilber, Blei, Aluminium und Kadmium, für unseren Körper schädlich sind, darf als bekannt vorausgesetzt werden. Allerdings zeigen sich gerade in den feinstofflichen Bioscanmessungen bei sehr vielen Personen immer wieder starke Ablagerungen, die nicht so einfach wieder verschwinden. Sie gehen oftmals einher mit den im vorherigen Kapitel genannten Disharmonien. Insbesondere Menschen mit hoher Quecksilberbelastung klagen vermehrt über Schlaflosigkeit.

Die Schwermetalle nehmen wir auch über die Nahrung auf, gleich wie Pestizide, Herbizide oder Fungizide. Waschen Sie daher jedes Lebensmittel gründlich mit reinem Wasser, auch die Biolebensmittel!

Chemische Lösungs- und Reinigungsmittel dringen ebenfalls vermehrt über ihre Dämpfe in den menschlichen Körper ein und schwächen so das Immunsystem, was in Folge wieder zu schlechtem Schlaf führen kann. Solche Dämpfe können auch oftmals von Teppichböden aufsteigen oder auch von der Kleidung ausdünsten. Tauschen Sie gegebenenfalls den Teppichboden und waschen Sie jedes Kleidungsstück vor dem ersten Tragen.

Eine konsequente Ausleitung von Schwermetallen und die Vermeidung von Umweltgiften können Ihren Schlaf wesentlich verbessern. Zur Ausleitung von Schwermetallen gibt es viele verschiedene Ansätze. Ich persönlich finde die allgemeine Empfehlung von Anthony William in seinem Buch „Mediale Medizin" mit Gerstengras, Spirulina, Lappentang, Koriander und Heidelbeeren sehr wirksam. Ein naturkundlich geschulter Arzt kann Ihnen jedoch bei Ihrer individuellen Ausgangslage bei der Ausleitung von Schwermetallen sicher behilflich sein.

Schnarchen

Schnarchen gehört zu den häufigsten Schlafräubern. Schnarchen wird oftmals nur als lästig empfunden, dahinter kann sich aber auch eine beginnende Erkrankung verstecken. Wenn man plötzlich anfängt zu schnarchen und der Grund dafür nicht klar ist (akute Erkältung, geschwollene Schleimhäute usw.), sollte die Ursache ärztlich abgeklärt werden. Es soll abgeklärt werden, ob eventuell die Atmung aussetzt oder ob die Zunge zu weit nach hinten rutscht, sodass eine theoretische Erstickungsgefahr gegeben ist. Der Schnarcher wacht zwar noch rechtzeitig panikartig auf, um wieder Atem zu holen, dies geschieht dann aber leider mehrmals die Nacht – und so ist an einen erholsamen Schlaf nicht zu denken.

Schnarchen kann vielfältige Ursachen haben: von der veränderten Nasenatmung durch Schnupfen oder Nebenhöhlenentzündungen über eine allergische Reaktion, Schleimhautwucherungen, Alkohol- und Medikamentenkonsum, Übergewicht oder Östrogenmangel (Östrogen hält bei Männern und Frauen das Gaumensegel elastisch). Manchmal liegt es auch an der Position des Kopfs, die entweder zu hoch oder zu nieder ist. Viele Menschen schnarchen in der Rückenlage und schlafen geräuschlos, wenn die Position verändert wird. Frauen beginnen oft auch während einer fortgeschrittenen Schwangerschaft zu schnarchen, das legt sich nach der Geburt wieder.

Energetisch gesehen, schnarchen jene Menschen, die „sich untertags eher wenig Aufmerksamkeit verschaffen können“, die sich „nicht gehört“ fühlen. In der Nacht arbeitet das Unterbewusstsein und gibt dabei die Laute von sich, die der Mensch untertags hätte sagen wollen oder sollen, aus verschiedenen Gründen aber nicht getan hat. Schafft man sich untertags den gewünschten Respekt und auch den nötigen Freiraum, kann man die Pole zwischen Tag und Nacht besser ausgleichen und muss nicht in der Nacht auch noch den Ton angeben.

■ DYSBALANCEN AUF GEISTIGER EBENE

Die geistige Ebene in der Energetik bezeichnet jenen feinstofflichen Bereich, der mit Informationen und verdichteten Energien im Zusammenhang steht. Hier löst und transformiert der Energetiker fehlerhafte Feststellungen, die zu Blockaden geführt haben.

Der Geist SHEN

Das Schriftzeichen 神 steht im Chinesischen für den Geist SHEN. Damit wird alles ausgedrückt, was uns Menschen vom Tier unterscheidet. Im westlichen Kulturkreis sieht man die Begriffe Seele und Geist nur aus spiritueller oder religiöser Sicht, bei den Chinesen handelt es sich jedoch bei Seele und Geist sowohl um eine funktionelle als auch um eine materielle Einheit. SHEN – Seele und Geist – ist im Herzen verankert und entsteht als Transformationsprodukt des Qi (der Vitalenergie) des Oberen Erwärmers. Vereinfacht ausgedrückt bedeutet dies, dass der Geist seine Basis und seine Ernährung einerseits aus der vorgeburtlichen Essenz aus den Nieren und andererseits aus der von Magen und Milz erzeugten nachgeburtlichen Essenz bezieht.

Philosophisch gesehen bedeutet aber auch, dass SHEN jederzeit „umherziehen" kann, wenn es ihm im Herzen nicht gefällt. Der Geist ist von allen Substanzen die flüchtigste, man kann ihn daher leicht irritieren. Wird SHEN gestört, so fühlt sich auch der Mensch in seiner Ganzheit ruhelos, irritiert, schläft schlecht und träumt wirr.

Die gesamte geistige Wesenheit SHEN wird in der TCM in fünf weitere Aspekte unterteilt. Diese Wu Shen genannten Faktoren steuern jeweils bestimmte Körperregionen. Neben dem Aspekt der „Oberseele" SHEN können auch die „Wanderseele" HUN mit ihrem Sitz in der Leber und die „Körperseele" PO mit Sitz in der Lunge den Schlaf eines Menschen empfindlich stören. Die Körperseele PO wünscht sich bekannterweise eine kulturbezogene Bestattung nach dem Tod. Hingegen setzt der Glaube an die Wanderseele HUN eine energetische Erfahrung voraus, die nicht aus dieser Inkarnation stammt. Die Erfahrungen des HUN werden mit den Erfahrungen des SHEN abgeglichen und sorgen entweder für Ruhe oder für Aufregung in der Nacht.

Die Begründer der TCM nahmen an, dass sämtliche Erfahrungen der Seele aus allen Inkarnationen auf der Erde und auch die Erfahrungen aller Ahnen im Aspekt der Wanderseele HUN, also in der Leber, gespeichert werden. Die TCM sieht daher in der Leber einen Schlüsselpunkt bezüglich des guten Schlafs. Aber auch in der Volksheilkunde der traditionellen europäischen Medizin nimmt die Leber diesbezüglich einen besonderen Stellenwert ein. Sie hat aber noch viele weitere wichtige Funktionen im

Körper: z. B. Speicher- und Stoffwechselfunktionen, Synthese der Gallenflüssigkeit, Hormonstoffwechsel und Eiweißbildung sowie die Abwehr- und Aufbaufunktion. Die regelmäßige Entgiftung, zum Beispiel mit Artischocken und Mariendistel, unterstützt die Leber bei all ihren Aufgaben.

Entsprechend der chinesischen Organuhr, bei der die höchste Aktivität eines bestimmten Organs angegeben wird, ist die Gallenblase zwischen 23 und ein Uhr sehr regsam. Sie bestimmt die Qualität und die Länge des Schlafs; bei einer Gallenblasen-Leere wacht man früher auf. Die Leber ist zwischen ein und drei Uhr aktiv, die Lunge zwischen drei und fünf Uhr und der Dickdarm zwischen fünf und sieben Uhr höchst arbeitsam. Erfahrungsgemäß treten Schlafunterbrechungen vermehrt in diesen Zeiträumen auf; aus energetischer Sicht ist es daher sinnvoll, das jeweilige Organ, die Beseelungen (HUN oder PO) sowie den Funktionskreis der Organe zu harmonisieren.

In der TCM verfügt jedes YIN-Organ über einen dazugehörigen Seelenaspekt und eine damit einhergehende Emotion. So wird mit dem Geist HUN in der Leber auch der Zorn, der mit Aggression, Instinkt und Territorialverteidigung einhergeht, in Verbindung gebracht. Die dem Geist PO (Lunge) zugeordneten Emotionen sind Trauer und Melancholie, die sich in der Haut und im Vegetativum spiegeln. Die Chronobiologie, die innere Uhr des Menschen, zeigt uns auch, dass um 4:30 Uhr die tiefste Körpertemperatur vorherrscht, viele Menschen wachen auch zu dieser Lungenzeit mit einem Kältegefühl auf. Die Lunge reguliert zudem die Abwehrkräfte, die auch während des Schlafs aktiv sein sollen. Der im Herzen residierende Geist SHEN reagiert auf Freude und auf den Umgang mit Dingen des täglichen Lebens mit Herzlichkeit. Daher können auch die tagsüber erlebten Emotionen zu Hindernissen im Schlafverhalten führen. Im Normalfall lässt SHEN um 6:45 Uhr den Blutdruckanstieg auf den Höchstwert steigen, sodass wir unweigerlich aufwachen und für den Tag gerüstet sind. Leider sprechen aber die Arbeitszeiten heutzutage oft gegen die chronobiologischen Gegebenheiten, und diese natürlichen Regelungen können nicht mehr entsprechend genutzt werden.

Kosmische Felder

Bei den kosmischen Feldern handelt es sich um rhythmisch wechselnde Urkräfte im Kosmos, an die auch der Mensch gebunden ist. Die wechselseitige Beziehung zwischen dem Menschen und den Mondphasen darf als bekannt vorausgesetzt werden. Der Mensch besteht zu ungefähr 70 % aus Wasser, beim Baby sind es sogar bis zu 85 %. Der Mond wirkt auf die Gezeiten des Meers, es kommt so zu einem rhythmischen Tidenhub alle sechs Stunden. Die Wirkung des Monds ist zwar die bekannteste, jedoch haben auch alle anderen Planeten Einfluss auf die menschlichen Energiefelder. In den letzten Jahren wurde vermehrt Augenmerk auf die Aktivität der Sonne gelenkt, die mit ihren Sonnenstürmen durchaus das elektromagnetische Feld der Erde und somit auch unser Nervensystem durcheinanderbringen kann. Aber auch die Planeten Merkur, Mars, Saturn und Neptun haben starken Einfluss auf bestimmte Bereiche im Körper und somit auch auf das Schlafverhalten. Man kann dies mit einem Mondkalender, der auch die anderen Planetenphasen angibt, leicht selbst feststellen. Steht der Mond in Zwilling oder Jungfrau, ist der Planet Merkur aktiv und somit die Lunge, Mond im Widder schürt den Planet Mars und das Herz, steht der Mond im Steinbock, aktiviert sich Saturn und die Gelenksschmerzen nehmen zu, Mond im Fischezeichen (Planet Neptun) verstärkt die Wirkung von Alkohol und Medikamenten.

Die indischen Philosophen kennen noch weitere kosmische Einflussbereiche, die Tattwas genannt werden. Derzeit gibt es für jeden Menschen fünf aktive Kräfte: Akasha, Vayu, Tejas, Apas und Prithivi. Sie werden auch den fünf Elementen sowie den fünf Sinnen zugeordnet. Manche Menschen sind auch in der Lage, die beiden höher schwingenden Tattwas Anupadaka und Adi wahrzunehmen.

Alle Tattwas schwingen gleichzeitig, jedoch tritt eines immer besonders stark hervor. Ein Wechsel erfolgt alle 24 Minuten, nach zwei Stunden beginnt ein neuer Kreislauf. Es kann daher sinnvoll sein, die maximal 24 Minuten bis zur Änderung der kosmischen Schwingung abzuwarten und erst beim nächstfolgenden Tattwa zu Bett zu gehen. Wer schlecht schläft beziehungsweise nicht einschlafen kann, sollte das TEJAS-Tattwa eher meiden. Um herauszufinden, welches Tattwa gerade für Sie passend ist, verwenden

Sie die Übung zur Bestimmung der Polarität. Stellen Sie sich die Frage, ob jetzt der richtige Zeitpunkt ist, um ins Bett zu gehen. Bei einem JA zieht es Sie nach vorn, bei einem NEIN warten Sie noch zu.

Akasha – Gesetz des Karmas: Solang es schwingt, sollte man nichts Wichtiges unternehmen. Ein Misserfolg wiegt noch schwerer, das Tattwa schwingt in violetter Farbe.

Vayu – schwingt in blauer Farbe, bringt oft eine ernste oder traurige Stimmung mit sich (vgl. englisch: blue – traurig).

Tejas schwingt feuerrot und bringt große Hitze und ein feuriges Temperament mit sich. Alle Handlungen sind von starker Energie begleitet, es kann aber auch vermehrt zu Streit oder Kampf kommen.

Apas schwingt grün und wirkt sehr lebensbejahend auf das Innere des Menschen. Es wirkt veredelnd, bringt reiches inneres Erleben, Freude an seelischer Schönheit und feingeistiges Empfinden.

Prithivi bejaht das Leben in jeglicher Form und schwingt gelb. Es bringt einen gesunden Körper, große Lebenslust und Freude an der Natur mit sich. Während dieser Schwingung kann man mit Erfolgserlebnissen rechnen.

Jeder Mensch besitzt seine eigene Tattwa-Schwingung. Es kann sehr hilfreich sein, diese mit der Polaritätsübung zu ermitteln, da man dadurch Lösungsmöglichkeiten für seine Disharmonien leichter erkennen kann.

■ DYSBALANCEN AUF DER SEELISCHEN EBENE

Wer energetisch auch an sich selbst arbeitet, handelt zumeist „seelengeführt“, das bedeutet, die Seele zeigt den Weg, der zu gehen ist. Wenn es dann zu Handlungen im Außen kommt, die mit dem Weg der Seele nicht übereinstimmen, kann dies ebenfalls zu Schlafhürden führen. Auf diese Möglichkeit wurde bereits im Abschnitt über den Geist SHEN hingewiesen. Energetische Dysbalancen auf seelischer Ebene haben sehr viel mit der emotionalen Ausgeglichenheit und dem Ablegen alter, häufig anerzogener Muster zu tun. Hier arbeitet der Energetiker mit dem „Individuellen Höheren Selbst“ eines Menschen zusammen und transformiert und integriert die vorgegebenen

Baupläne und Talente, die sich außerhalb der Zentrierung und der inneren Mitte der jeweiligen Person manifestiert haben.

Sollten sich diese Themen als Ursache für Ihre Schlafblockaden herausstellen, können die Energetik mit der Meridianpunktstimulation aus der TCM, Mentaltraining und energetische Entspannungsmethoden helfen, zur eigenen Mitte zurückzukommen.

Klinische Psychologen und Psychotherapeuten arbeiten auf einer anderen Ebene als ein Energetiker, sie sind zu wissenschaftlichem Arbeiten verpflichtet. Der Energetiker kann mit Hilfe seiner Methoden die Selbstheilungskräfte anregen, er arbeitet nicht an den nachfolgend beschriebenen Dysbalancen selbst. Eine energetische Anwendung ersetzt daher keinesfalls eine psychologische oder psychotherapeutische Behandlung, sie dient aber auch dem Bewusstwerden der Gefühle und dem Erkennen der eigenen Muster. Sind das Muster, seine Ursache und die Bereitschaft, dem Muster entsprechend zu handeln, auch auf der energetischen Ebene erkannt worden, so kann der Mensch leichter zur Einsicht und somit zur Änderung kommen.

Sich schuldig fühlen oder für etwas schämen

Wenn man sich schuldig fühlt oder für etwas schämt, wollen uns diese Gefühle einreden, dass man etwas Unrechtes getan hat. Diese Gefühle laufen im Inneren ab und sind von außen nicht kontrollierbar, das heißt, im Gehirn werden die Erfahrungen abgeglichen und Empfindungen ausgelöst. Diese Empfindungen bedingen eine Handlung, und letztlich spürt man, ob man richtig gehandelt hat oder nicht. Das Nachdenken allein, ob eine Handlungsweise als richtig oder falsch gilt, bringt bereits einen energetisch unausgewogenen Zustand mit sich, der den Schlaf stören kann.

Anerzogene Verhaltensweisen, wie zum Beispiel „Das tut man nicht!" oder „Was denken sich da die Leute!" sind absolut nicht förderlich für eine normale selbstbestimmte Entwicklung. Wer selbstbestimmt handelt, lebt mit den Konsequenzen seiner eigenen Entscheidung. Jeder hat das Recht, sich zu entscheiden – und seine Entscheidung gegebenenfalls zu revidieren! Man kann sich also gar nicht falsch entscheiden, denn zu dem jeweiligen Zeitpunkt tut man das, was man als das Beste erachtet. Ändern sich die Umstände oder hat man mehr Information gesammelt, darf man seine Meinung ändern. Daher lieber einmal öfters NEIN zu anderen sagen, denn dies ist ein JA zu sich selbst!

Die Einsicht, etwas nicht so gut gemacht zu haben und den Fehler sich selbst einzugestehen und zu verzeihen, ist ein vernünftiger Ansatz. Dieses Verhalten führt dazu, dass man die Verantwortung für sein Tun übernimmt, nach Korrektur sucht und den begangenen Irrtum in Zukunft vermeidet.

Aus energetischer Sicht stecken in der TCM Blockaden im Wasser-Element (Niere und Blase), das für die Verarbeitung von Gefühlen zuständig ist, dahinter. Bei einer Unausgeglichenheit kann es durchaus vorkommen, dass man in der Nacht öfters die Toilette aufsuchen muss.

Übernommene Muster und Ansichten

Bei übernommenen bzw. fremden Mustern oder Gefühlen entsteht der subjektive Eindruck, man handle wie eine Marionette, bei der jemand anderer die Fäden zieht. Jedes einschränkende Verhaltensmuster, sei es nun anerzogen oder selbst angewöhnt, hindert den Einzelnen daran, sich entsprechend seiner Kernessenz weiterzuentwickeln. Man ist unsicher, ob man das Richtige sagt oder tut. Diese Unsicherheit hindert uns an der Verwirklichung unserer Lebensträume und des Lebensplans. Weil man nicht weiß, wie andere darauf reagieren, bleibt man lieber duckmäuserisch im Hintergrund. Wenn man sich nicht mit seiner Meinung oder seinen Handlungen der Masse und dem Zeitgeist anpasst, dann gerät man recht schnell ins Kreuzfeuer. Dies schüchtert zahlreiche Menschen derart ein, dass sie sich lieber anpassen, um ihre vermeintliche Ruhe zu haben. Dieses Schweigen dient aber lediglich der Ruhe im Außen, es nützt nichts, wenn Sie innerlich weiterhin aufgewühlt sind und wissen, was für Sie das Richtige wäre. Es passiert doch nichts, wenn man eine andere Meinung hat und zu dieser steht! Vielleicht stehen zwar plötzlich weniger „Freunde" vor der Haustür, aber dann hat man mehr Zeit für andere wichtige, positive Dinge. Werden Sie sich des Auslösers einer bestimmten Reaktion bewusst und stärken Sie Ihre Mitte. Die Mitte ist in der TCM dem Element Erde (Milz und Magen) zugeordnet. Wenn man sich nicht so gut von anderen abgrenzen kann, sich abgelehnt und abhängig fühlt, dann stärkt man energetisch das Selbstwertgefühl über das Erdelement mit gelber Farbe und Verwurzelungsübungen. Auch den wortwörtlich sowie den sprichwörtlich gemeinten Schleim können Sie über die Stärkung der Milz mit der Zufuhr von Bitterstoffen ausleiten.

Stress

Stress liegt zumeist in irgendeiner Form eine Art der Enttäuschung zugrunde. Das Ende einer Täuschung lässt uns erkennen, dass wir uns aus einem Angstgefühl heraus in eine Situation gebracht haben, die uns nicht guttut. Der Körper reagiert darauf mit der Ausschüttung von sogenannten Stresshormonen.

Um den Körper zu unterstützen, sollte man in Zeiten mit erhöhtem Stress besonders auf eine vitaminreiche Ernährung achten. Betont wird in diesem Zusammenhang die Wirksamkeit von Vitamin C, Vitamin B2, Pantothensäure (Vitamin B5), Vitamin B6 und Folsäure.

Stress in seiner ersten Phase ist als eine Art Alarmreaktion zu verstehen. Der Körper macht sich bereit, um entweder zu kämpfen oder zu fliehen. Das Herz schlägt schneller, mehr Blut wird in die Muskeln geleitet, die Nebennieren produzieren mehr Cortisol. Diese körpereigene Alarmreaktion sicherte in früheren Zeiten unser Überleben. Falls jedoch eine solche Alarmbereitschaft länger andauert, dann steckt der Körper so viel Energie in das Durchhaltevermögen, dass die Gesundheit darunter leiden kann. Man fühlt sich zwar schwach, aber dennoch auch immer irgendwie gehetzt. Trotz starker Müdigkeit kommt man nicht mehr zur Ruhe.

Erfolgt in diesem Stadium keine Umstellung der Lebensumstände mit regelmäßigen Entspannungsphasen, gelangt man in die sogenannte Erschöpfungsphase, in der sich viele Symptome verstärken und chronisch werden können. Der Körper hat über einen längeren Zeitraum zusätzlich viele Hormone gebildet, diese können den täglichen Bedarf aber nicht mehr abdecken. Es kommt dann zu den bekannten Anpassungsproblemen wie Bluthochdruck, hohe Blutzuckerwerte, Allergien, Verdauungsprobleme und andere mehr.

Gestresste Menschen berichten meistens über Schwierigkeiten beim Einschlafen, Überlastete eher über Schwierigkeiten beim Durchschlafen. Bei ausgelaugten Personen ist die Schlafqualität generell nicht erholsam, sie können oftmals weder einschlafen noch durchschlafen.

Neben dem Stress, dem wir täglich am Arbeitsplatz ausgesetzt sind, haben viele Menschen einen regelrechten Freizeitstress, indem sie jede freie Minute mit irgendeiner Aktivität füllen. Erholen ist nicht mehr in, das Motto „schneller – höher – weiter" ist heutzutage viel mehr gefragt. Für mich ist dies jedoch lediglich eine Ablenkungstaktik, um sich nicht mit sich selbst und mit den eigenen Bedürfnissen auseinandersetzen zu müssen. Dass längerfristiger Stress uns jede Möglichkeit raubt, abzuschalten und uns zu erholen, zeigt sich in den heutigen sogenannten „Managerkrankheiten".

Ein „Burn-Out-Syndrom" oder die chronische Unterforderung, ein „Bore-Out-Syndrom", sind dann letztendlich als die Zeichen im körpereigenen System zu werten, die aus Sicht der Energetik eine Unausgeglichenheit im Wasser- und im Feuer-Element zum Ausdruck bringen.

Auch hier gilt es, einen energetischen Ausgleich zwischen den Feuer-Organen und Funktionen (Herz, Dünndarm, Perikard und Dreifach-Erwärmer) und den Wasser-Organen (Niere, Blase) wiederherzustellen und zu festigen.

Wut, Ärger, Sorgen und Kummer

Manche Menschen lässt die Wut im Bett nicht zur Ruhe kommen. Dabei wissen viele oft nicht, worauf sie eigentlich wütend sind. In den meisten Fällen ist man wütend auf sich selbst, weil man etwas nicht durchgesetzt hat, sich wieder einmal zu etwas einteilen hat lassen oder weil man sich nicht genügend Zeit für sich selbst genommen hat.

In einigen wenigen Fällen ist man auch wütend auf andere Menschen – diese halten uns jedoch nur einen Spiegel vor. Was uns am anderen stört, ist auch in uns selbst enthalten, sonst würden wir nicht damit in Resonanz gehen. Was genau stört mich? Wovor fürchte ich mich? Gibt es eine Situation, in der ich gleich reagiere? Diese drei Fragen bringen oftmals Klarheit über das eigene Verhalten und uns somit einer Lösung näher, sodass man nicht nächtelang darüber nachdenken muss. Aber auch Eifersucht, Unzufriedenheit, Sorgen und Kummer können uns nachts leichter überwältigen und uns vom Schlafen abhalten. Analysiert man selbst in Ruhe alle Gedankengänge, stößt man zumeist auf eine Furcht vor einem vermeintlichen Mangel, einem Hunger nach irgendetwas.

Die Energetik lokalisiert den Ursprung dieser Gefühle allesamt im dritten Chakra, dem Solarplexus-Bereich im Oberbauch. Dieser Bereich entspricht in der TCM den beiden Wandlungsphasen Holz (Leber und Gallenblase) und Erde (Milz und Magen). Für eine Energiebalance in diesen Bereichen gibt es mehrere verschiedene Möglichkeiten, die gut miteinander kombiniert werden können.

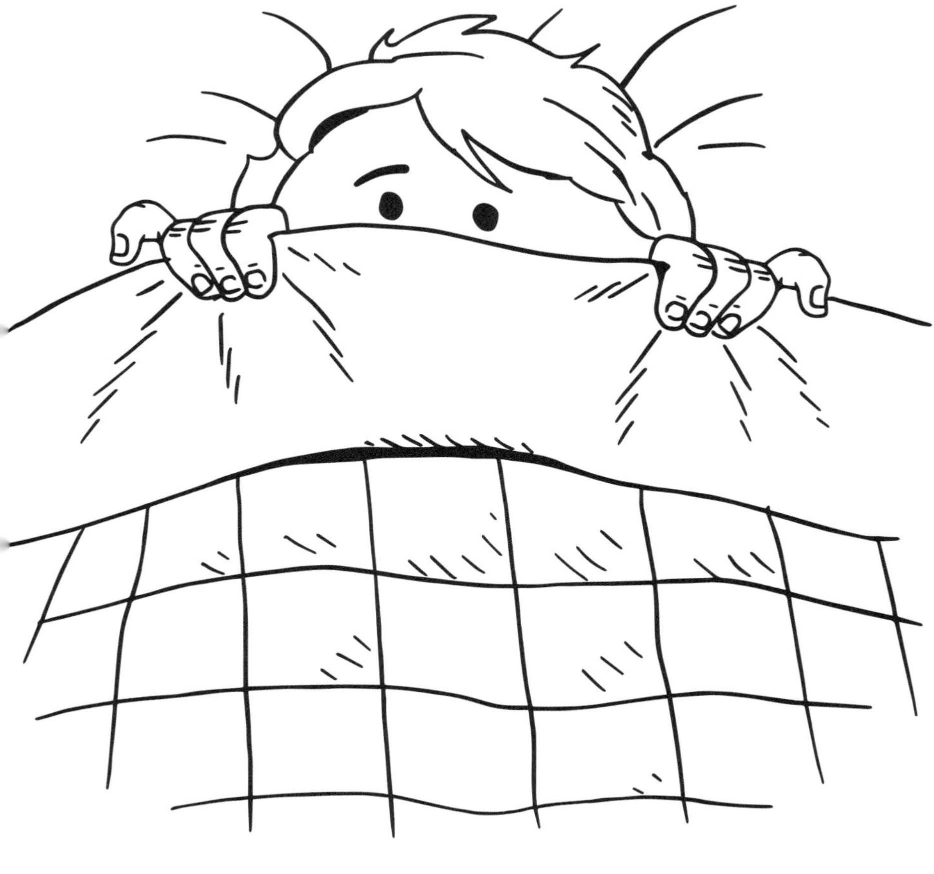

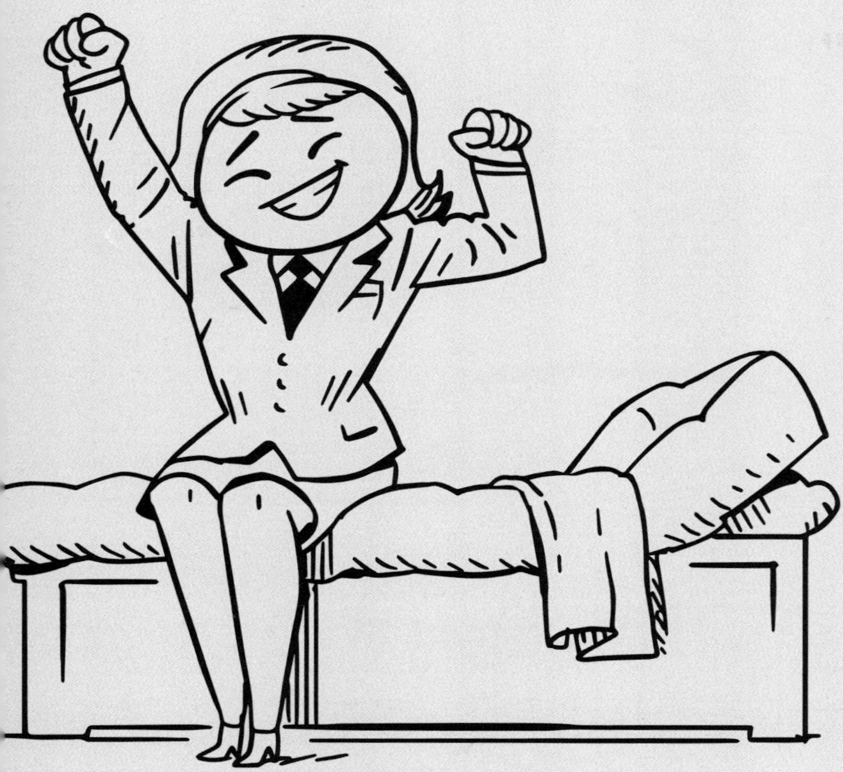

Energetische Harmonisierungsmöglichkeiten

Die Harmonisierungsmöglichkeiten sind sehr vielfältig und unbegrenzt. Sie funktionieren auch, wenn man scheinbar im Außen keine Handlung setzt, sondern „lediglich" auf der geistigen Ebene mit Hilfe seiner gedanklichen Einstellung eine Harmonisierung herbeiführt. Der visuell und haptisch geprägte Mensch möchte jedoch gern etwas sehen, etwas angreifen beziehungsweise berührt werden. Dass das nicht immer notwendig ist, können Erfolge bei humanenergetischen Fernanwendungen bestätigen.

■ MÖGLICHKEITEN ZUR LEBENSRAUMHARMONISIERUNG

Es gibt sehr viele verschiedene Maßnahmen, Lebensräume energetisch zu harmonisieren. Jeder kennt etwas oder hat schon einmal davon gehört, was man wann machen kann, wenn dieses oder jenes nicht passt. Wie jeder Mensch ist auch jeder Lebensraum individuell verschieden und von eigenen Gesetzmäßigkeiten geprägt. Es ist daher unbedingt notwendig, alle Lebewesen, die sich an dem Ort befinden, miteinzubeziehen – die sichtbaren und die unsichtbaren. Eine Harmonisierung hat das Ziel, dem Wohl aller zu dienen. Dies kann nur dann erreicht werden, wenn sämtliche Energieflüsse wahrgenommen und in eine Balancierung miteinbezogen werden.

Energetische Reinigung des Orts

Eine der wirksamsten Methoden zur Harmonisierung eines Lebensraums ist die energetische Reinigung des Orts und seiner Umgebung. Dafür werden alle feinstofflichen Belastungen eines Orts, die aus dieser oder vergangenen Zeiten stammen, transformiert. Dies kann vor Ort mit Hilfe von verschiedenen Gegenständen, Klängen, Räucherwerk oder anderen Hilfsmitteln geschehen oder auch aus der Ferne. Eine energetische Reinigung des Orts ist nicht nur bei unruhigem Schlaf empfehlenswert, sondern sollte generell wie der physische Hausputz erfolgen. Während man auf der physischen Ebene säubert, entrümpelt und Gegenstände loslässt, die man nicht mehr braucht, kann dies auch auf der feinstofflichen Ebene mit alten Energien geschehen. Gerade das Räuchern hat in unserer Gegend einen traditionellen Stellenwert, und es wurde auch nicht nur während der Raunächte durchgeführt. Vielmehr erfolgte eine Reinigungszeremonie jeweils vor den vier größeren astronomischen Ereignissen im Jahreskreis wie den Tagundnachtgleichen und den Sonnenwenden, aber auch an den Vorabenden zu den Jahreskreisfesten unserer Ahnen (Maria Lichtmess, Maifest, Maria Himmelfahrt und Allerheiligen).

In vielen Landesteilen ist es auch heute noch weit verbreitet, dass man an den Marienfeiertagen räuchert oder zumindest noch einen kleinen Wacholderzweig in eine Kerze hält. Mancherorts wird das Haus auch mit einer Schale voll Salz energetisch gereinigt. Das kann an stark belasteten Orten eventuell nicht tief genug wirken, daher empfehle ich diese Methoden für die vier- bis sechswöchigen Reinigungszyklen, die im Anschluss an eine komplette energetische Reinigung dann jeder selbst vornehmen kann.

Geomantische Anbindung des Orts

Sinnvollerweise überprüft man im Zuge einer energetischen Reinigung auch die geomantischen Gegebenheiten und ob alle Energiebahnen frei sind. Diese kann man auch entweder vor Ort oder aus der Ferne harmonisieren. Die energetische Reinigung allein ist oft nicht ausreichend, weil sich der Ort nur dann selbst regenerieren kann, wenn er auch die notwendige Energie dafür bekommt.

Stellt der Untergrund oder eine Veränderung in der natürlichen Geländestruktur die Ursache für die Disharmonie im energetischen Gefüge dar, kann man das auch mithilfe einer gezielten Steinsetzung ausgleichen. In manchen Fällen kann es notwendig sein, dass man eine Lithopunktur vornimmt. Der gewählte Stein wird dann für einen längeren Zeitraum an einer bestimmten Stelle im Boden verankert.

Abschirmen

Eine zufriedenstellende Abschirmung gelingt nur bei niederfrequenten elektrischen Feldern. Dabei wird ein Netzfreischalter im Sicherungskasten installiert, der das gesamte Zimmer stromlos macht, wenn der Lichtschalter aus ist. Das bedeutet allerdings auch, dass ein strombetriebener Wecker nicht funktioniert. Ein Wecker mit Batterie ist generell zu bevorzugen, weil er ein geringeres Strahlungsfeld hat.

Für die Abschirmung hochfrequenter Handystrahlung werden auch diverse Wandfarben und Fensterfolien angepriesen. Ich gebe jedoch zu bedenken, dass diese spätestens nach drei Monaten ausgetauscht werden müssen, weil die Schutzwirkung auf Dauer nicht gegeben ist.

Die vollständige Abschirmung von elektromagnetischen Feldern, beispielsweise bei Kühlschränken, Fußbodenheizungen, Wasserbetten, Verteilerkästen usw. ist trotz des hohen technischen Aufwands und der hohen Kosten nicht zufriedenstellend möglich. Ich empfehle daher eine ehrliche Kosten-Nutzen-Rechnung vor der Anschaffung etwaiger höherpreisiger Abschirmmaßnahmen und ein Umdenken der Nutzung der elektrischen Geräte im eigenen Haushalt.

Umleiten

In bestimmten Fällen kann der Einfluss raumenergetischer Disharmonien bis zu 60 Zentimeter „verlegt“ werden. Dies ist angezeigt, wenn sich eine einzelne geopathogene Störlinie durch das Bett zieht, oder aber auch, um einen „guten Punkt“ an einer anderen Stelle nutzbar zu machen.

Eine zufriedenstellende Umleitung einzelner Energieflüsse kann mit einer Kombination aus Steinen beziehungsweise Kristallen und Symbolen erzielt werden. Die dafür geeigneten Gegenstände werden gezielt platziert und dürfen danach nicht mehr verändert werden. Im Einzelfall ist daher abzuklären, ob der Stein/das Symbol langfristig an Ort und Stelle in unveränderlicher Position verbleiben kann.

Unter einer Entstörung verstehe ich die Veränderung der Polarität, also eine Umpolung des Energieflusses von Minus auf Plus beziehungsweise von links- zu rechtsdrehend. Auch dies kann mithilfe einer Umleitung der eigentlichen, dort verlaufenden Energiebahnen in einem kleinen Bereich erfolgen und so zu einer Verbesserung der Schlafsituation beitragen.

Der natürliche Lauf der Energiebahnen darf niemals zerstört werden! Die Umpolung betrifft alle Energiebahnen der Erde in allen Schichten unter der Erdoberfläche bis zur Tropopause, einer breitenabhängigen Grenze in der Erdatmosphäre. In diesen Bereichen finden die Wetterphänomene auf der Erde statt. Die Troposphäre ragt über den Polgebieten zirka sechs bis sieben Kilometer, in den Tropen zwischen 17 und 18 Kilometer über die Erdoberfläche hinaus. Es ist daher verständlich, dass dies ein hohes Maß an Wissen über die Energiebahnen und alle geomantischen Gegebenheiten – gepaart mit intuitiven Fähigkeiten – voraussetzt, um eine Entstörung durchführen zu können.

Vermeiden

Vermeiden ist nach wie vor die einzig wahre Vorgangsweise, wenn sich ein Schlafplatz auf mehreren verschiedenen geopathogenen Störfeldern beziehungsweise im Einflussbereich eines elektromagnetischen Felds befindet. Falls es aus geomantischer Sicht bedenklich ist, in einem Bett weiterhin zu nächtigen, teile ich dies auch ohne Umschweife mit einem Lösungsvorschlag mit. Es liegt jedoch nicht in meiner Verantwortung, ob daraufhin das Schlafzimmer tatsächlich umgestellt beziehungsweise gewechselt wird.

Praktische Tipps

In meiner langjährigen Praxis habe ich viele Schlafzimmer gesehen, die nach Norden oder Osten ausgerichtet waren, weil die Bewohner diesen Tipp „irgendwo gelesen“ haben. Meiner Meinung nach ist es jedoch in unserer Gegend wichtiger, eine Kipplage zu vermeiden, d. h. der Kopf soll in Richtung Berg schauen beziehungsweise zur Quelle, wenn man sich an einem Bach- oder Flusslauf orientiert. Damit beugt man der sogenannten „Totmannstellung“ vor.

Ein Schlafzimmer sollte möglichst frei von technischen Geräten, Fußbodenheizungen, Spiegeln und Metallelementen am oder im Bett sein. Sinnvoll ist auch, darauf zu achten, dass man nicht an der Wand schläft, hinter der ein Boiler, Verteilerkasten oder ein Fernseher steht. Idealerweise befindet sich das Schlafzimmer nicht über der Garage oder dem Heizungsraum.

Erfahrungsgemäß schläft man erholsamer und damit auch gesünder, wenn die Einrichtung eher spartanisch gestaltet ist und unter dem Bett ein Freiraum ist. Aus energetischer Sicht speichern alle frei stehenden Gegenstände Energie, der Raum wirkt dadurch „dichter". Dies gilt auch für Pflanzen oder Kristalle, sie können sowohl Energien aufnehmen als auch abgeben. Wenn sozusagen der Speicher voll ist, dann geben alle diese Utensilien sowie die Kristalle und die Pflanzen die Energien wieder ab, und der schlafende Mensch nimmt sie dann wieder auf.

Das bedeutet, dass verarbeitete und abgegebene Erlebnisse wieder mit neuen Informationen, die von den herumstehenden Gegenständen kommen, wieder aufgenommen werden – das Spiel wiederholt sich Nacht für Nacht. Achten Sie daher darauf, dass im Schlafzimmer nur das ist, was Sie wirklich in der Nacht brauchen. Das ist in der Regel ein Bett, ein Polster und eine Bettdecke. Allerdings stehen in den meisten Schlafzimmern aus Platzgründen auch Kästen und Kommoden. Ein Schlafzimmer ist jedoch kein Lagerplatz oder gar eine Abstellkammer, das heißt, es soll keine Wäsche herumliegen, keine Bücher, keine offenen Regale, und der Kleiderschrank und die Kommoden sollten Türen beziehungsweise Schubladen haben. Bei einem begehbaren Kleiderschrank schließen Sie ebenfalls die Tür zum Schlafzimmer.

Wie oft legt man einfach etwas unbedacht ins Schlafzimmer, um es vor Besucheraugen zu verbergen? Das ist natürlich auch weiterhin kein Problem, nur zum Schlafen sollten Dinge, die nicht ins Schlafzimmer gehören, auch wieder herausgenommen werden. Lüften Sie ausgiebig und sorgen Sie für einen kurzen, heftigen Luftzug, der das Zimmer energetisch reinigt. Sie können auch einen Luftwirbel erzeugen, indem Sie ein Handtuch oder etwas ähnliches über Ihrem Kopf kreisen.

Für Teppiche, Vorhänge, Matratzen, Bettzeug usw. eignen sich Naturmaterialien am besten. Achten Sie jedoch unbedingt darauf, dass Teppiche oder Bettvorleger nicht zu nächtlichen Stolperfallen werden, wenn Sie doch mal kurz aufstehen müssen. Entfernen Sie auf dem Weg vom Bett zur Toilette auch sämtliche Hindernisse.

Arbeiten Sie mit atmungsaktiven Wandanstrichen. Sämtliche Erdtöne und wässrige Töne (blaue oder grüne Farben) und auch Lila und dunkles Violett können gut für die optische Gestaltung eines Schlafzimmers verwendet werden. Sie wirken beruhigend und fördern den Schlaf.

Eine Durchzugslage zwischen Fenster und Türen sollte vermieden werden, dort herrscht zu viel energetische Bewegung in der Nacht. Man kann die Fenster zwar bedingt mit geeigneten Fensterbildern etwas abschirmen, dennoch ist es nicht ideal. Bitte verzichten Sie auch auf Mobiles oder Traumfänger. Diese energetischen Hilfsmittel sammeln die Unruhe beziehungsweise die negativen Träume. Wie bereits vorhin erwähnt, geben Gegenstände die Energien, die sich gespeichert haben, nach und nach wieder ab, wenn ihr Speicher voll ist. Mobiles oder Traumfänger sollten daher regelmäßig nach jeder Nacht energetisch gereinigt werden; weil dies aber praktisch so gut wie unmöglich ist, ist ein gänzlicher Verzicht ratsam. Es wäre kontraproduktiv, die in einer Nacht vom Gehirn verarbeiteten und abgegebenen Erfahrungen und Gefühle in der darauf folgenden Nacht nochmals zur Bearbeitung wieder herzuholen.

Wenn Sie Bilder im Schlafzimmer haben möchten, dann sollten diese Ruhe ausstrahlen. Bei Fotos von Personen prüfen Sie bitte, ob die abgebildeten Personen wirklich energetisch in Ihrem Schlafzimmer präsent sein sollten – dies gilt auch für Kinder und Verstorbene. Das Schlafzimmer soll ein Ort für Sie und Ihren Partner sein, im Haus oder in der Wohnung ist noch ausreichend Platz für die Energien von anderen Personen oder Haustieren.

Erfassen Sie das Raumklima, die Temperatur, die Luftfeuchtigkeit und alles Notwendige, um sich in der Nacht sicher zu fühlen. Nicht zuletzt ist es selbstverständlich auch vernünftig, sein Schlafzimmer und sein Bett in Abständen respektive bei einer Verschlechterung des Wohlbefindens auf geopathogene Störzonen untersuchen zu lassen. Jedes Erdbeben und jede Sprengung können eine Verschiebung der unterirdischen Wasserläufe und der Gesteinsbrüche herbeiführen. Es kann daher gut möglich sein, dass man bei einer früheren Auslotung der Wasseradern oder Verwerfungen keine Reizzone gefunden hat. Störungen im Untergrundgestein breiten sich ausgehend vom Epizentrum des Erdbebens oder der Sprengung wellenförmig aus und können daher ohne Weiteres neue Störfelder entstehen lassen. Wie das Schlafzimmer als Teil des Hauses beziehungsweise der Wohnung auch regelmäßig physisch gereinigt wird, sollte auch eine energetische Reinigung erfolgen. Im Normalfall ist es ausreichend, in der Vollmondnacht ein Glas Wasser zur Hälfte mit Salz und zur anderen Hälfte mit Wasser zu füllen; das kann auch gern in der Neumondnacht wiederholt werden. Sie sollten den Kontakt mit dem Wasser und dem Salz unbedingt vermeiden. Räuchern kann man auch das ganze Jahr über bei Bedarf, dafür muss man nicht auf die Raunächte warten. Sie können auch mit einem Klanginstrument gegen den Uhrzeigersinn durch das Schlafzimmer gehen und dieses so energetisch reinigen. Sie werden sicher hören, an welcher Stelle die Töne anders klingen. Vielleicht setzen Sie sich auch ganz bewusst für ein paar Minuten in Ihr Schlafzimmer, öffnen Türen und Fenster und verschicken gedanklich alle „Störenfriede".

■ HUMANENERGETISCHE HARMONISIERUNGSMÖGLICHKEITEN

Auch die energetischen Harmonisierungsmöglichkeiten für den Menschen sind so vielfältig, wie es unterschiedliche Methoden zur Anregung der Selbstheilungskräfte gibt. Das Ziel ist immer dasselbe: Der Mensch soll zentriert in seiner Mitte ruhen. Der verantwortungsbewusste Energetiker findet die richtige Methode für seinen Klienten nach einem ausführlichen Vorgespräch. Es sollte aber keinesfalls so sein, dass diese persönliche Leitlinie eines Energetikers zu einer Art „Ersatzreligion" wird, der alles andere weichen muss. Die Mitte ist nicht erreicht, wenn alles einer einzigen energetischen Methode oder dem Sport oder irgendeinem anderen Credo untergeordnet wird. Alles mit Maß und Ziel – einschließlich der Mäßigkeit natürlich.

In manchen Fällen bedarf es kurzfristig auch der Steigerung der Energiezufuhr, um wieder in seine Mitte zu kommen. Eine energetische Harmonisierung steht niemals in Konkurrenz zu einer medizinischen Therapie, die in manchen Fällen erforderlich ist. Daher kann auch medikamentös herbeigeführter Schlaf unter Umständen und in akuten Fällen für einen kurzen und überschaubaren Zeitraum viel Gutes bewirken. Die Einnahme von Schlafmitteln soll aber nicht zur Gewohnheit werden, weil sich zumeist ein Gewöhnungseffekt einstellt. Wenn man die Dosis immer weiter steigern muss, um schlafen zu können, darf man auch eine andere Möglichkeit, um zur Ruhe zu kommen, in Betracht ziehen. Sämtliche nachfolgend beschriebenen Methoden dienen ausschließlich der Harmonisierung des menschlichen Energiefelds und sind daher auch kombinierbar.

Handauflegen

Diese einfache und weit verbreitete Methode verwendet jeder Mensch intuitiv selbst, er legt sich zumeist unbewusst die Hände auf schmerzende Stellen. Das bringt bis zu einem gewissen Grad eine rasche Linderung der Beschwerden. Wenn man allerdings gelernt hat, wie man auf die universelle Lebensenergie zugreifen und diese kanalisieren kann, dann ist Handauflegen eine der wirksamsten energetischen Harmonisierungsmöglichkeiten für alle Unpässlichkeiten, nicht nur für Schmerzen. Dies wussten bereits unsere Vorfahren, denn in jedem Kulturkreis gab und gibt es Menschen, die anderen die Hände auflegen und damit deren Energiefeld ausgleichen.

Klassisches Reiki ist eine Technik, bei der die Hände an bestimmte, vorgegebene Stellen gelegt werden, um den Energiefluss anzuregen. Der Reiki-Geber dient sozusagen als Kanal für die universelle Lebensenergie und überträgt die Energie auf den Empfänger. Es kommt also auf die energetische Reinheit des Kanals und seine Ausbildungsstufen an, wie und ob dieser überhaupt seine Hände am Körper eines anderen Menschen platzieren muss, damit die universelle Energie fließen kann. Vielfach werden die Hände auch gar nicht mehr aufgelegt, man harmonisiert über das feinstoffliche Feld einer anderen Person. Mit diesen Methoden ist auch eine Fernanwendung zur Harmonisierung des Energiefelds möglich, bei der es nicht erforderlich ist, dass sich der Energetiker und sein Kunde im selben Raum befinden.

Meridianausgleich

Die TCM definiert die Meridiane als energetische Strukturen mit einem exakten Verlauf in verschiedenen Tiefen. Ihre Energie beziehen sie aus dem „Zinnoberfeld“, einer Region zwischen den beiden Nieren und zirka drei Zentimeter (eineinhalb Cun) unterhalb des Nabels.

In der Beschreibung der Nadis, einem den Meridianen ähnlichen Energiebahnensystem aus Indien, deckt sich das Zinnoberfeld mit der Definition der Heimat der Kundalini-Energie. Die Zahl der angegebenen Nadis schwankt zwischen 72.000 und 350.000 – je nachdem, welche der klassischen Yoga-Schriften herangezogen wird. Von den 72.000 Nadis gelten drei als besonders wichtig und elf weitere als notwendig für eine gute Harmonisierung.

Sushumna verläuft genau durch den Rückenmarkskanal vom Steißbein bis zum Gehirn und stellt unser Bewusstsein sowie das zentrale Nervensystem dar. Ida verläuft auf der linken Körperseite und steht für das Weibliche und das parasympathische Nervensystem, Pingala auf der rechten Körperseite und steht für das Männliche und das sympathische Nervensystem. Gandhari verläuft vom linken Auge bis zum linken großen Zeh, Hastijihva vom rechten Auge bis zum linken großen Zeh. Pusha geht vom rechten Ohr zum rechten großen Zeh, Yashasvini vom linken Ohr zum rechten großen Zeh. Alambusha entspringt am Anus und verläuft bis zum Mund, Kuhu steigt vom Hals zu den Genitalien ab. Shankhini entspringt im Hals und endet im Anus. Saraswati reicht von der Zunge bis zu den Stimmbändern, Payaswani verbindet das rechte Ohrläppchen mit den Hirnnerven. Varuni entstammt dem Bereich zwischen Hals und linkem Ohr und reicht bis zum Anus, das Nabelzentrum bringt Vishwodari hervor.

In der TCM verfügt der Mensch über zwölf Hauptmeridiane. Die sechs Yin-Meridiane sind den parenchymatösen Yin-Organen (Milz, Lunge, Niere, Leber, Herz und Perikard) zugeordnet und verlaufen auf der Innenseite der Extremitäten. Fünf der insgesamt sechs Yang-Meridiane sind den Hohlorganen (Magen, Dickdarm, Blase, Gallenblase, Dünndarm) zugeordnet und verlaufen auf der Außenseite der Extremitäten. Der sechste Yang-Meridian, der Dreifach-Erwärmer, stellt eine Funktion und kein Organ dar. Die den Meridianen zugeordneten Organe werden weiters den Wandlungsphasen

Erde, Luft, Wasser, Holz, Feuer und ergänzendes Feuer zugeordnet, der Dreifach-Erwärmer ist die Funktion zum ergänzenden Feuer.

Die acht außerordentlichen Meridianbahnen, von denen zumeist nur das Konzeptions- und das Lenkergefäß erwähnt werden, eröffnen weitere ungeahnte Möglichkeiten, die Organe und Körperfunktionen in Einklang zu bringen. Das Durchdringungsgefäß, das Gürtelgefäß, das Yin- und das Yang-Bindegefäß sowie das Yin- und das Yang-Fersengefäß sollen in diesem Zusammenhang ebenfalls nicht unerwähnt bleiben. Mit diesen Gefäßen eröffnen sich neue Wege, und man kann die mehrere Hauptmeridiane verbindende Funktion nützen und mit nur wenigen Meridianpunkten mehrere Meridiane gleichzeitig stimulieren.

Ein Meridianausgleich kann sowohl mit einer Stimulation entlang des exakten Meridianverlaufs erfolgen, beziehungsweise mit dem Berühren einzelner Punkte oder nur über einen der in der TCM bekannten Extrapunkte erfolgen. Wer den genauen Meridianverlauf kennt, der kann ihn auch geistig nachzeichnen und somit anregen. Wichtig zu wissen, ist jedenfalls, ob der betreffende Meridianpunkt bei einem Mangel im Uhrzeigersinn folgend angeregt oder bei einem Überschuss gegen den Uhrzeigersinn besänftigt werden soll.

Ein Meridianausgleich kann somit als wertvolle Hilfe auf dem Weg zur Selbstheilung und zur Unterstützung für unausgeglichene Organe und Körperfunktionen dienen. Es hat sich in der Praxis als sehr nützlich erwiesen, einzelne Meridian- oder Extrapunkte und/oder die Meridiananfangs- und -endpunkte zweimal täglich zu stimulieren.

Wer es noch einfacher möchte, dem kann ich die neurolymphatischen und neurovaskulären Punkte zu den einzelnen Organen aus dem Bereich der Kinesiologie empfehlen. Die neurovaskulären Punkte befinden sich alle am Kopf und können leicht selbst erreicht werden, wohingegen dies bei der Stimulation von Meridianpunkten auf der Körperrückseite manchmal schwierig ist. Die neurolymphatischen Punkte befinden sich am Körper, auch bei ihrer Stimulation bedarf es eines gewissen Ausmaßes an Gelenkigkeit.

Eine Austestung, welche Methode und wie oft diese zur Stimulation des Meridians angewendet werden soll, hat sich in der Praxis als ideal erwiesen.

Akupressur

Archäologische Funde aus China bestätigen, dass die Akupressur seit über 5.000 Jahren praktiziert wird. Seit Menschengedenken drückt man schmerzende Stellen mit den eigenen Fingern oder Stäbchen, um Linderung zu erfahren. Der Effekt ist ähnlich wie beim Handauflegen, nur mit viel Druck auf das Gewebe. Auch heute noch pressen Kinder ganz intuitiv bei Schmerzen die Hand oder einzelne Finger fest auf die betroffene Stelle. Diese Art der Selbstbehandlung ist auch im Tierreich bekannt, die Tiere quetschen ihre schmerzenden Stellen regelrecht an kantige Felsen oder Bäume.

Chinesische Ärzte entdeckten, dass mit der Akupressur auch innere Organe beeinflusst werden können. So sehen sie in Schlafschwierigkeiten eine Barriere im Übergang von Aktivität (Yang) zur Ruhe (Yin), sodass das Herz nicht zur Ruhe finden kann. Die Ursache dafür können Überbelastung oder Ängste sein, die in der Folge die Nierenenergie abfallen lässt. Die Milz wird durch Sorgen geschwächt, die Leber durch Aggressionen und Ärger beeinträchtigt.

Bei Unpässlichkeiten im Schlafverhalten wird die Akupressur auf spezielle Meridianpunkte empfohlen. Je nach Ursache, die man vorher austestet, werden maximal zwei Punkte stimuliert. Ich empfehle, den Punkt Herz7 miteinzubeziehen und einen weiteren Punkt auszutesten.

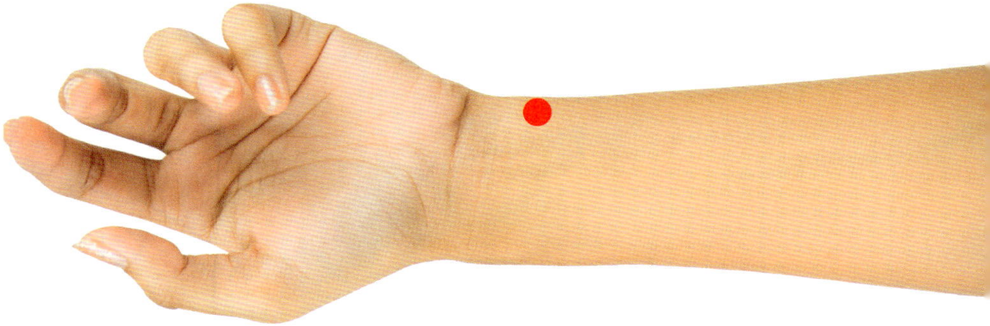

Herz4: Handfläche zeigt zum Gesicht, auf dem Unterarm (kleinfingerseitig) eineinhalb Daumenbreiten vor der Handgelenksfalte

Abb. 10: Meridianpunkt Herz4

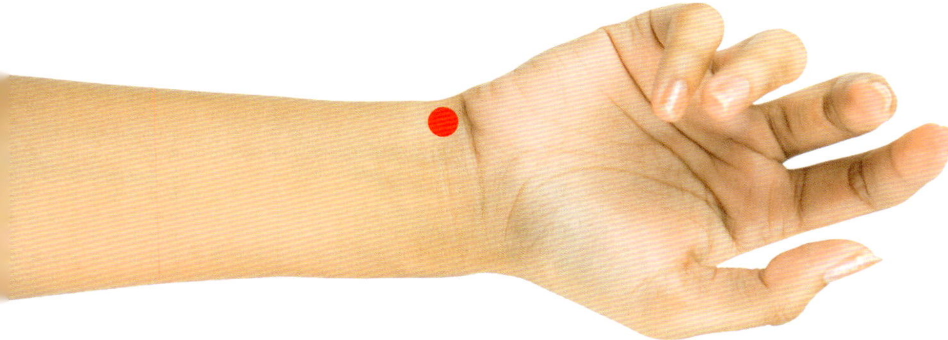

Herz7: Handfläche zeigt zum Gesicht, direkt in der Handgelenksfalte (kleinfingerseitig) zwischen Erbsenbein und der deutlich spürbaren Sehne (daumenseitig)

Abb. 11: Meridianpunkt Herz7

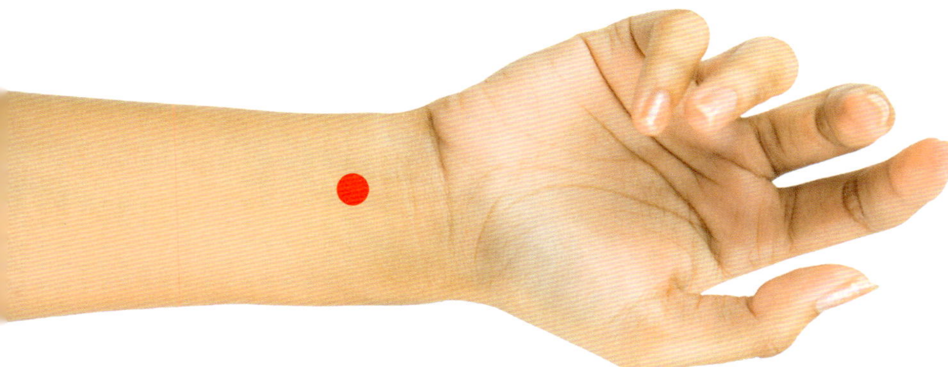

Perikard6: zwei Daumenbreiten vor der Handgelenksfalte am Unterarm, zwischen den Sehnen

Abb. 12: Meridianpunkt Perikard6

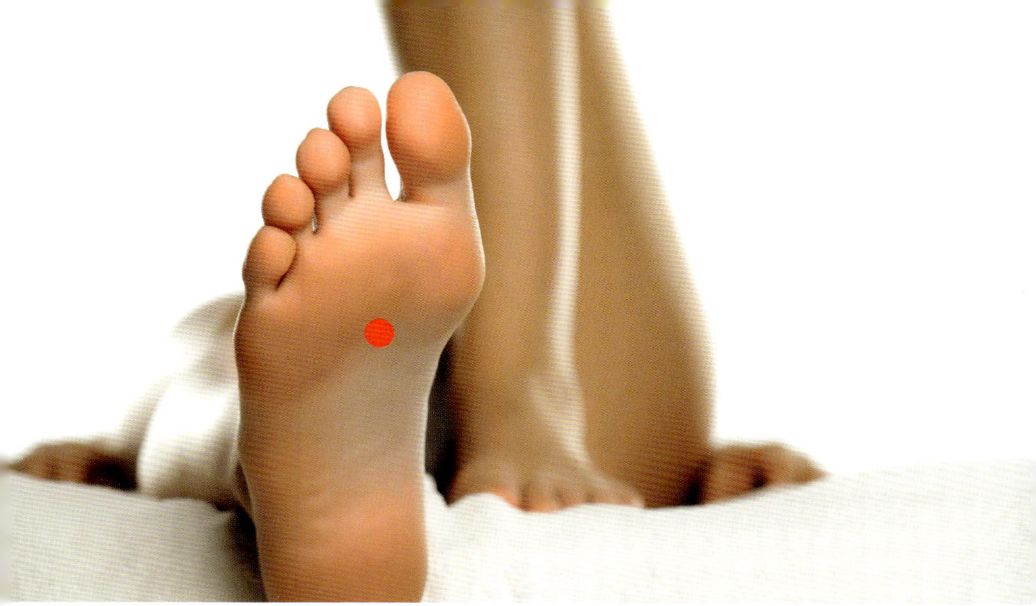

Niere1: Vertiefung in der Fußsohlen-Mitte zwischen dem zweiten und dritten Zehengrundgelenk, wo sich die Grenze zwischen dem ersten und zweiten Drittel der Fußsohle befindet

Abb. 13: Meridianpunkt Niere1

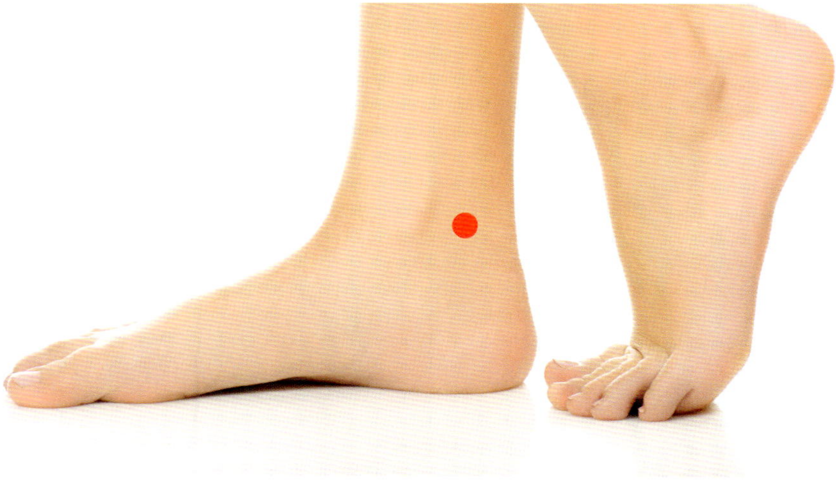

Niere3: auf der Mitte der Verbindungslinie zwischen dem höchsten Punkt des inneren Knöchels und der Achillessehne, dort ist der Puls tastbar

Abb. 14: Meridianpunkt Niere3

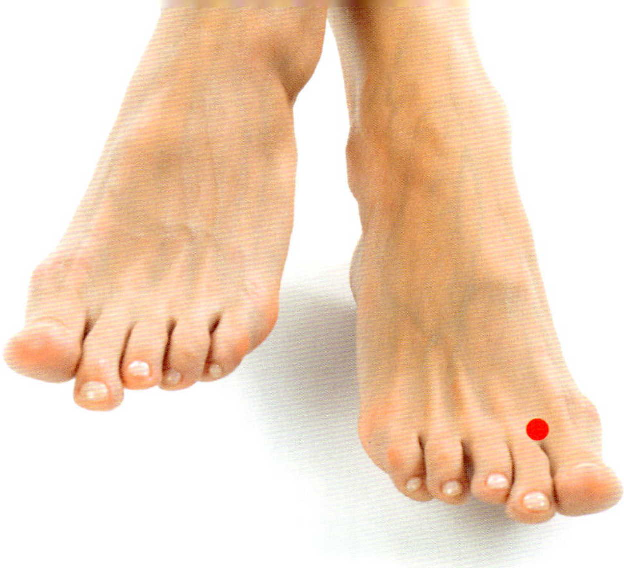

Leber2: auf der Oberseite des Fußes zwischen der großen und der zweiten Zehe in einer Vertiefung, zirka einen halben Zentimeter vom Zehenzwischenraum entfernt

Abb. 15: Meridianpunkt Leber2

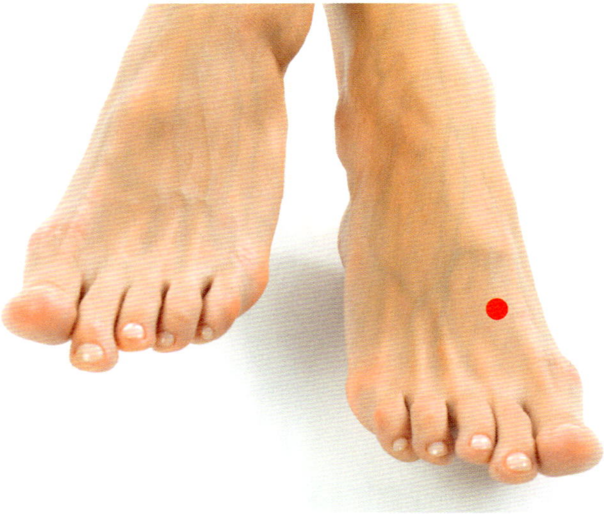

Leber3: auf der Oberseite des Fußes zwischen den Mittelfußknochen der großen und der zweiten Zehe in einer Vertiefung, zirka eineinhalb Zentimeter vom Zehenzwischenraum entfernt

Abb. 16: Meridianpunkt Leber3

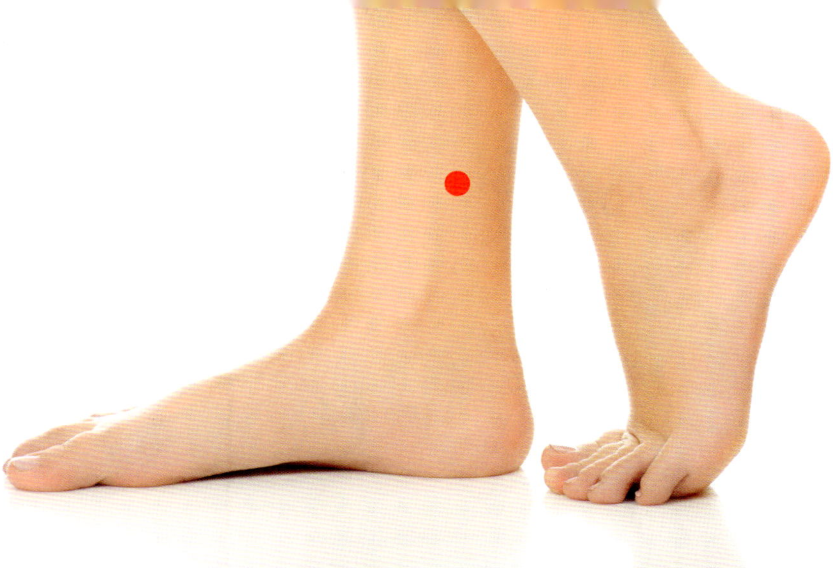

Milz6: drei Daumenbreiten senkrecht über dem höchsten Punkt des Innenknöchels, am hinteren Schienbeinrand

Abb. 17: Meridianpunkt Milz6

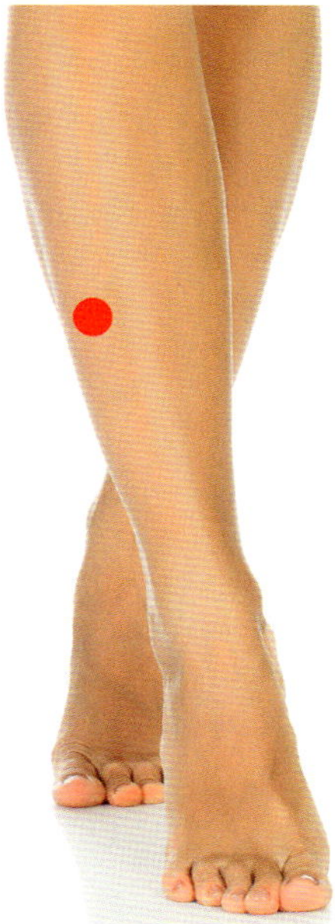

Magen40: in der Mitte der Unterkante der Kniescheibe, acht Daumenbreiten nach unten entlang des Schienbeins und dann eine Daumenbreite nach außen zum Wadenbein hin

Abb. 18: Meridianpunkt Magen40

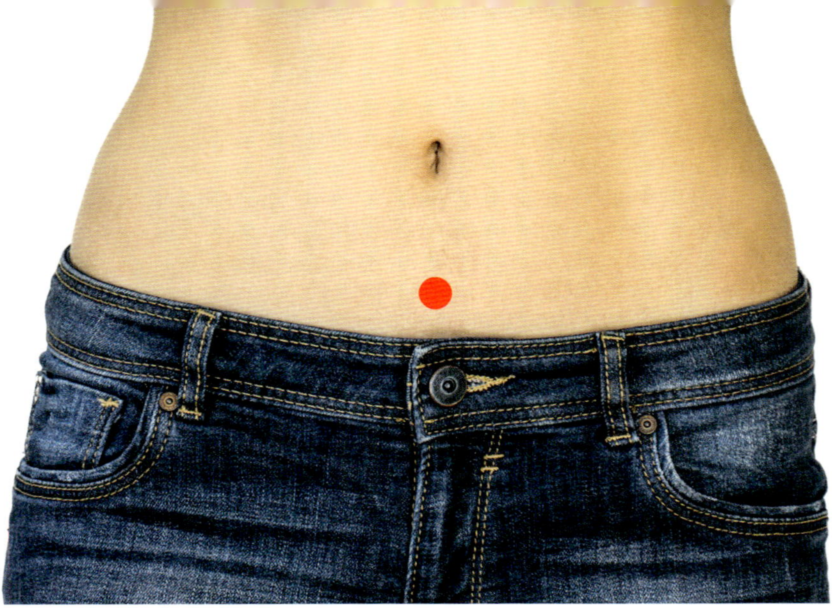

Konzeptionsgefäß4: drei Daumenbreiten unterhalb des Nabels

Abb. 19: Meridianpunkt Konzeptionsgefäß 4

Zum Einschlafen empfiehlt die TCM den Extrapunkt Yin Tang und einen der anderen drei Punkte:

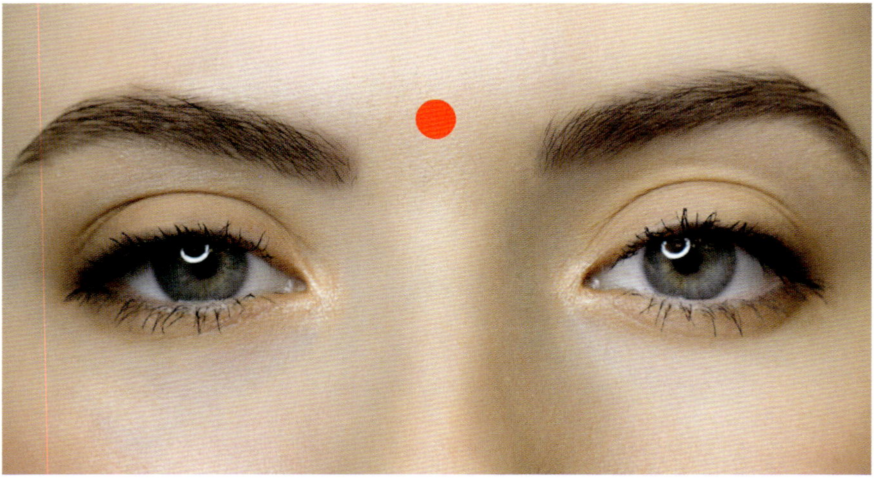

Extrapunkt Yin Tang: in der Mitte zwischen den Augenbrauen

Abb. 20: Extrapunkt Yin Tang

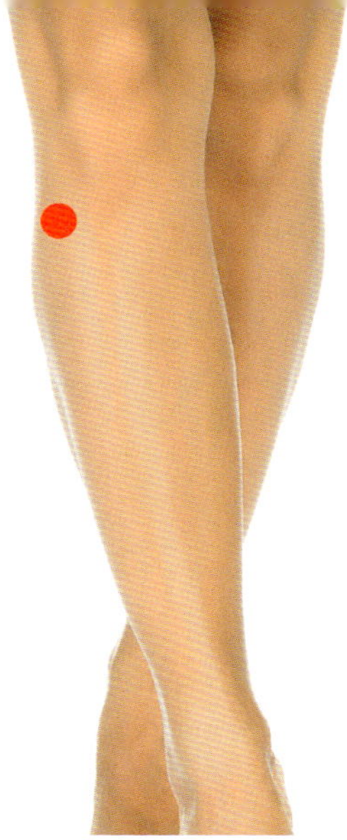

Magen36: vier Querfinger unterhalb der äußeren Kniegelenksgrube in einer deutlich spürbaren Vertiefung

Abb. 21: Meridianpunkt Magen 36

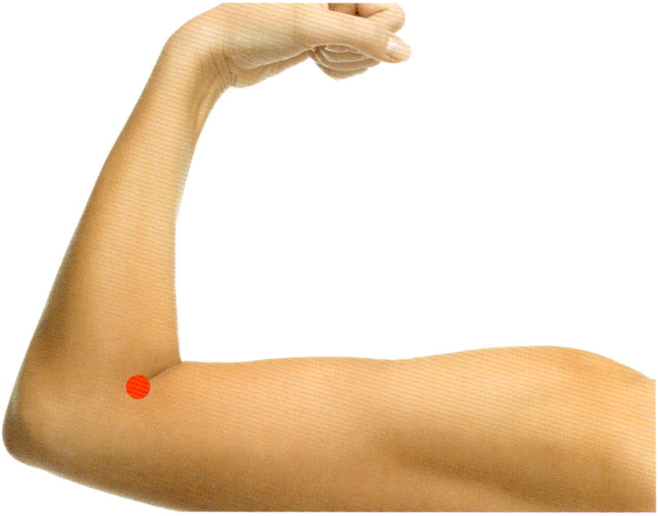

Dickdarm11: Ellbogen 90° abwinkeln, in der Vertiefung zwischen der Ellbogenfalte und dem äußeren Ellbogenknochen (daumenseitig)

Abb. 22: Meridianpunkt Dickdarm11

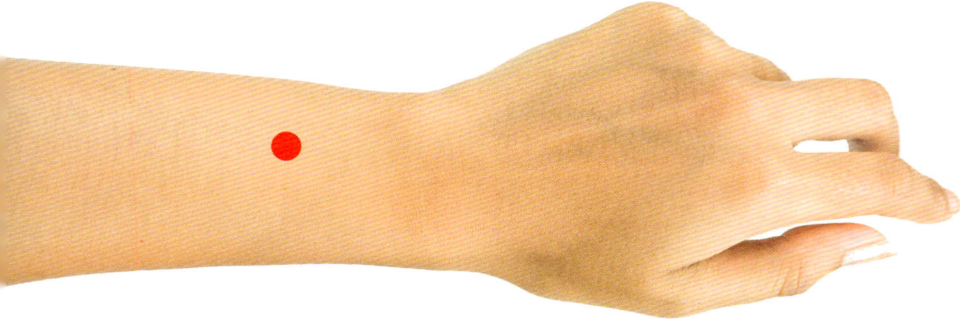

Dreifach-Erwärmer5: Handrücken schaut zum Gesicht, zwei Daumenbreiten von der Mitte der Handgelenksfalte in Richtung Ellenbogen, zwischen Speiche und Elle

Abb. 23: Meridianpunkt Dreifach-Erwärmer5

Bei Durchschlafhindernissen beruhigt man einen der körperlichen Auslöser:

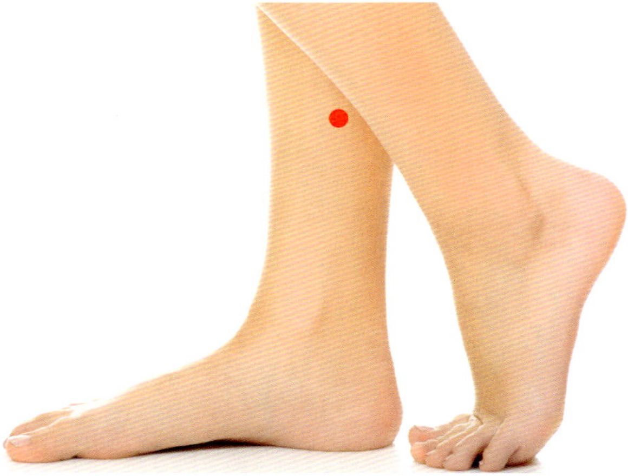

Niere1: Vertiefung in der Fußsohlen-Mitte zwischen dem zweiten und dritten Zehengrundgelenk, bei der Grenze zwischen dem ersten und zweiten Drittel der Fußsohle;
Magen36: vier Querfinger unterhalb der äußeren Kniegelenksgrube in einer deutlich spürbaren Vertiefung;
Leber6: sieben Daumenbreiten oberhalb der Spitze des Innenknöchels, in der Mitte des Schienbeinknochens

Abb. 24: Meridianpunkt Leber6

Bei innerer Unruhe und Ängsten verwendet man den Extrapunkt Yin Tang und entweder die Herzpunkte oder den Perikardpunkt.

Extrapunkt Yin Tang: in der Mitte zwischen den Augenbrauen

Herz4: Handfläche zeigt zum Gesicht, auf dem Unterarm (kleinfingerseitig) eineinhalb Daumenbreiten vor der Handgelenksfalte

Herz7: Handfläche zeigt zum Gesicht, direkt in der Handgelenksfalte (kleinfingerseitig) zwischen Erbsenbein und der deutlich spürbaren Sehne (daumenseitig)

Perikard6: Zwei Daumenbreiten vor der Handgelenksfalte am Unterarm, zwischen den Sehnen

Ein Bad in lauwarmem Wasser eine Stunde vor dem Zubettgehen wirkt ebenfalls unterstützend bei der Selbstbehandlung durch Akupressur, bei der man die Punkte drücken, kneten, reiben, zupfen, massieren oder klopfen kann.

Es gibt auch die Möglichkeit der Nadelung der Meridianpunkte. Die Akupunktur mit Nadeln darf in Österreich nur ein Arzt durchführen! Viele Menschen empfinden die Nadel-Akupunktur als unangenehm und schmerzhaft, denn es wird dadurch auch eine sehr kleine Wunde am Körper erzeugt. In seltenen Fällen kann es dadurch auch zu einer Infektion kommen. Als weitaus angenehmer und keinesfalls weniger wirksam empfinde ich die Akupressur mit der Hand, mit einer Stimmgabel oder mit einem Softlaser. Gerade der Softlaser bietet den Vorteil, dass die Akupressurpunkte am Ohr einfach und gezielt erreicht werden können.

Schwingungsausgleich

Vergleicht man energetische Methoden, wird sich eines bald herauskristallisieren: Alle arbeiten auf der Basis von Schwingungen. Manchmal sind die Vibrationen als Ton fühl- und hörbar, beispielsweise bei Klangschalen und der Phonophorese (Stimmgabel-Punktur). Bei anderen Methoden wie der Kräuterkunde nach der Signaturenlehre, Aromaölen, Bachblüten oder spagyrischen Essenzen werden pflanzliche Schwingungen zu Hilfe genommen, die die Selbstheilungskräfte des Menschen anregen. Bei ihnen kann es aber manchmal vorkommen, dass die phytoaktiven Stoffe sehr stark wirken und daher genau zu überdenken ist, ob die Pflanze auch eingenommen werden soll. Hopfentee ist eine der bekanntesten pflanzlichen Harmonisierungsmaßnahmen, er kann aber auch den Hormonhaushalt im Menschen durcheinanderbringen.

Dass aber nicht nur Lichtquellen, Klänge und Symbole, sondern auch Zahlen Schwingungen besitzen und verändern können, zeigen die russischen energetischen Harmonisierungsmaßnahmen mit ihren Zahlencodes. Der Zahlencode wird mit Hilfe einer mentalen Technik ins Zellbewusstsein implementiert und soll von dort das energetische Gefüge harmonisieren. Da – wie bereits mehrmals vermerkt – die Ursache für die Schlaflosigkeit ausbalanciert werden soll, ist die Austestung einer geeigneten Zahlenkombination sinnvoll.

Nicht nur der Mensch hat sein eigenes, unvergleichliches Schwingungsmuster, auch der Lebensraum, das Haus, die Wohnung, das Büro. Stimmen all diese verschiedenen Schwingungsmuster überein und „klingen" harmonisch, so ist dies die beste Voraussetzung für ein gesundes und glückliches Leben. Für mich persönlich ist jede energetische Intervention ein Eingriff in das bestehende Schwingungsmuster, die ausschließlich zum Wohl einer Person und mit deren Einverständnis erfolgt. Bei Kindern oder Personen mit eingeschränktem Bewusstsein (Koma, Demenz) gilt das Einverständnis von Berechtigten, alles andere ist eine Manipulation und daher strikt abzulehnen.

Holistic Pulsing

Holistic Pulsing, eine sanfte und tiefgreifende Entspannungstechnik, aktiviert die Selbstheilungskräfte des Körpers mit speziellen, sehr behutsamen, schwingenden und pulsierenden Bewegungen. Der Körper wird in schaukelnde Bewegung versetzt, die sich wellenartig über Muskeln, Sehnen und Gelenke ausbreitet. Das Pulsen erfolgt im Rhythmus des Herzschlags eines ungeborenen Kindes, dadurch erreicht man zumeist eine sehr tiefe Erinnerungsebene. Symbolisch betrachtet, ist Holistic Pulsing die sanfte Bewegung und Massage der Gebärmutter, die nur positive und liebevolle Bewegungen um einen herumfließen lässt und so die Lebens- und Beziehungsenergie regeneriert.

Edelsteinharmonisierung

Edelsteine und andere Gesteinsarten haben eine einzigartige Eigenschwingung, über die der menschliche Körper harmonisiert werden kann. Auch dabei ist unumgänglich, den passenden Stein zur jeweiligen Ursache der Dysbalance zu finden. Der Amethyst wird bei Schlaflosigkeit durch Alpträume verwendet, der Chrysopras wird ebenso gern eingesetzt. Der Hämatit ist ein weiterer, oft verwendeter Heilstein bei Ein- und Durchschlafschwierigkeiten. Der Bergkristall auf dem Nachtkästchen oder unter dem Bett neutralisiert negative Schwingungen.

Den dunkelblauen Saphir und den Hyazinth hat bereits Hildegard von Bingen zur Förderung des Schlafs empfohlen, auch Rosenquarz wird gern unters Bett gelegt für einen guten Schlaf. Aventurin wird verwendet, wenn man Sorgen loslassen und entspannen will. Ferner sind Amazonit und Opalith bekannt dafür, für guten Schlaf zu sorgen. Amazonit wird gern zur Auflösung von seelischen Problemen eingesetzt. Charoit hilft beim Einschlafen, besonders wenn man ihn in der Hand hält. Jade ist ein weiterer Stein, der gern zur Harmonisierung von Ungleichgewichten eingesetzt wird. Fluorit unterstützt bei Ängsten, Bernstein wiederum unterstützt das Nervensystem und harmonisiert Leber und Gallenblase. Australische Ureinwohner hingegen verwenden Tektit, einen Meteorstein, als Schutzstein und gegen alle Formen von Schlafbeeinträchtigungen.

Edelsteinwasser arbeitet mit Informationsweiterleitung; die Menge der Mineralien, die vom Edelstein ins Wasser geleitet wird, ist nicht nachweisbar. Der Stein hat eine bestimmte Schwingung, eine Information; diese wird an den „Träger" – in diesem Fall Wasser – abgegeben, und das Wasser mitsamt der Information wird vom Menschen aufgenommen. Nicht jeder Edelstein ist für die Herstellung von Edelsteinwasser geeignet, informieren Sie sich bitte vorher genau, denn manche Edelsteine reagieren mit Wasser und werden toxisch, manche Edelsteine haben radioaktive Inhaltsstoffe. Verwenden Sie maximal fünf verschiedene Steine, manchmal ist ein geeigneter Stein besser als viele unterschiedliche; und manchmal macht es gerade die Mischung aus.

Die ausgewählten Steine werden sorgfältig unter fließendem Wasser gereinigt und je nach Art entladen (eventuell mit Hämatit) und wieder mit frischer Energie aufgeladen (mit Bergkristallen oder in der Sonne). Anschließend geben Sie die Steine in eine Glaskaraffe und füllen diese mit einem Liter gutem, frischem Quellwasser, Grander-Wasser oder Weißlicht-Wasser. Achten Sie darauf, dass die Wasserkaraffe an einem „guten Ort“ steht, ohne Elektrosmog oder sonstige Verschmutzungen. Das Edelsteinwasser ist – je nach Steineinlage – in ein paar Stunden fertig. Manchmal lässt man diese Mischung über Nacht stehen und trinkt das Wasser zügig am nächsten Vormittag.

Sie können auch einen Edelsteinstab zur Herstellung von Edelsteinwasser verwenden. Die Steine sind dann in einem Glasteil eingeschlossen, sie können beziehungsweise müssen nicht separat gereinigt werden. Mit dieser Methode können auch Steine verwendet werden, die keinen direkten Kontakt mit Wasser vertragen. Es schwingen in ihrem Edelsteinwasser auch Silizium (vom Glas) und eventuelle andere Verunreinigungen des Glasstabs mit.

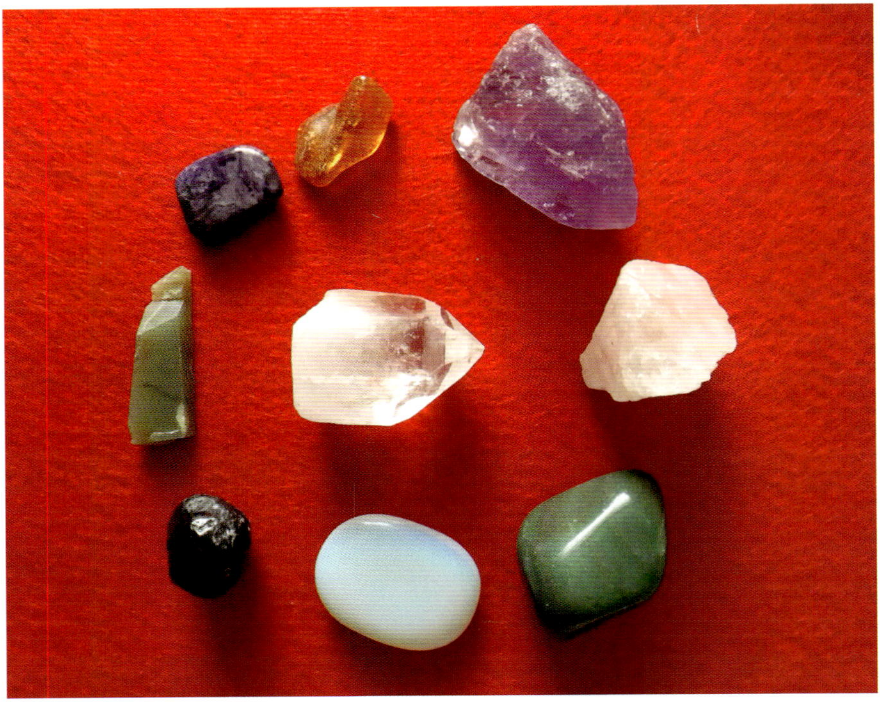

Abb. 25: Schlaffördernde Edelsteine

Aromaöle und Duftstoffe

Ätherische Öle werden aus aromatischen Pflanzen und Pflanzenbestandteilen gewonnen und können äußerlich lokal auf der Haut angewendet werden. Manche dieser sehr hochwertigen und reinen Öle können auch eingenommen werden. Achten Sie bitte in diesem Zusammenhang unbedingt auf deren Lebensmittelzulassung beziehungsweise auf die Einnahmeempfehlung!

Die Verwendung von aromatischen Ölen ist sehr alt, bereits die Ägypter verwendeten Duftöle. Sie unterschieden jedoch nicht zwischen Medizin und Parfüm, denn bereits auf einem der ältesten Dokumente, dem Ebers-Papyrus (zirka 1550 v. Chr. verfasst), wird über die medizinische Verwendung von Weihrauch und weiteren Duftstoffen geschrieben. Auch die Chinesen beschrieben um 2500 v. Chr. verschiedene Pflanzen und nutzten die aromatischen Inhaltsstoffe gezielt.

Ätherische Öle können sehr gut beruhigen und besänftigen; besonders Bergamotte, Geranie, Lavendel, Muskatellersalbei, Orange, Römische Kamille, Rose, Sandelholz, Vetiver, Ylang Ylang, Zirbenholz und Zitronenmelisse haben sich bewährt. Geben Sie das Öl in einen Zerstäuber und sprayen Sie das Öl-Wasser-Gemisch, das nicht zu stark duften soll, aufs Kopfkissen oder in den Raum. Sie können auch ein bis drei Tropfen Aromaöl als Badewasserzusatz verwenden.

Wenn Sie sich untertags müd und erschöpft fühlen, können Aromaöle auch den Kaffee oder den Energydrink ersetzen. Probieren Sie stattdessen einmal Öl von Basilikum, Eukalyptus, Pfefferminze, Thymian, Weißtanne, Wintergrün oder Zitrone. Zum Wachwerden können Sie sich auch einen Zerstäuber mit einer Ölmischung herrichten, die Sie wie ein Parfum verwenden.

Die Technik des Aura Soma kombiniert Farben, Düfte und Edelsteinessenzen. Bei einer sachgemäßen und regelmäßigen Anwendung kommt es zumeist recht schnell zu einer Reaktion, die aber auch eine Erstverschlimmerung zur Folge haben kann. Der Körper wirft Altlasten ab und ist dann erst frei für eine Neuausrichtung.

Bachblüten und andere Blütenessenzen

Die Sonnenmethode zur Herstellung der Bachblütentherapie wurde vom englischen Arzt Dr. Edward Bach in den späten 1920er-Jahren entdeckt.

37 verschiedene Blüten übertragen ihre Schwingung auf die Trägersubstanz Wasser, bei einer Bachblüte wird die Schwingung von Felsquellwasser verwendet. Die voll aufgegangenen Blüten werden vor neun Uhr morgens gepflückt und in eine Glasschale mit reinem Wasser gelegt; der Blütenstiel schaut nach unten. Dort bleiben die Blüten ungefähr vier Stunden im hellen Sonnenschein stehen, der Himmel darf nicht bewölkt sein, bis die Blüten zu welken beginnen. 1935 entwickelte Bach auch die Kochmethode, bei der er die benötigte Hitze zur Extraktion der Pflanzenschwingung durch das Kochen des Wassers auf einem Herd für eine halbe Stunde anstatt der Verwendung der Sonnenenergie ersetzte.

Bei den Bachblüten stehen natürlich auch die Auslöser für die Schlafschwierigkeiten im Vordergrund, daher ist auch hier keine generelle Aussage zu treffen. Bewährt haben sich jedoch die Blüten „White Chestnut", die das Gedankenkarussell abmildern, und „Star of Bethlehem", die bei jeder Art von unverarbeiteten Erlebnissen eingesetzt werden können.

Mittlerweile gibt es sehr viele verschiedene Blütenessenzen, die bei schlaflosen Nächten gut zur Harmonisierung des Energiefelds und zur Anregung der Selbstheilungskräfte eingesetzt werden können.

Symbole

Es gibt auch unzählige Symbole, die für guten Schlaf sorgen sollen. Diese kann man aufzeichnen und unters Bett legen. Meistens handelt es sich dabei um Schutzsymbole wie ein Pentagramm oder ein Siebenstern.

Auch direkt auf den Körper aufgezeichnete Symbole können angewendet werden. So kann die Konzentration auf die eigene Mitte mit Hilfe eines einfachen und uralten Symbols, einen Punkt in einem Kreis, erleichtert werden. Aber auch Querstriche oder Ableitungszeichen in Form eines Ypsilons werden zur Harmonisierung verwendet. Hier kommt es ebenfalls darauf an, das Symbol auf der richtigen Steuerzone am Körper zu zeichnen, beispielsweise im Bereich der Verdauungsorgane. Diesbezüglich rate ich zu einer Austestung des Symbols und der jeweiligen Zone auf der Haut.

Klangschalen, Stimmgabeln und Musikauswahl

Die Verwendung von Klangschalen und Stimmgabeln sowie anderer Klanginstrumente zur Entspannung hat sich in den letzten Jahren deutlich erhöht. Diese beruhigenden und entspannenden Methoden haben für viele Menschen eine einfache Möglichkeit aufgezeigt, wie sie sich kurz vor dem Zubettgehen nochmals aller Anspannungen entledigen und so leichter in erholsamen Schlaf fallen können.

Mit der Verwendung von Stimmgabeln auf drei Zonen am Kopf (Mitte der Augenbrauen, höchster Punkt des Kopfs, Übergang vom Schädeldach zum Hinterkopf) kann man aus Sicht der TCM ebenfalls das mangelnde Vertrauen in die Yin-Seite während der Nacht unterstützen. Die Harmonisierung beider Gehirnhälften hilft Ihnen, aus der Überbetonung des Yang, der aktiven Seiten, herauszukommen. Die Auswahl der geeigneten Stimmgabel für die jeweilige Ursache der Schlafblockade erfolgt nach bestimmten Kriterien, jeder Punkt am Kopf sollte ungefähr sechs Minuten täglich ausgeglichen werden, im Anschluss daran wird die Mittellinie des Kopfs von der Stirn bis zum ersten Halswirbel ebenfalls mehrmals in beide Richtungen ausgestrichen. Diese maximal zwanzigminütige Anwendung sollte einmal täglich für drei Wochen erfolgen.

Sanfte Musik kann ebenfalls zur Selbstregulation eingesetzt werden. Diese speziellen Klänge müssen mit Stereo-Kopfhörern gehört werden, weil die Frequenzbereiche der Schallwellen für das linke und das rechte Ohr minimal verschoben sind. Durch diese geringe Interferenz entsteht im Gehirn eine niederfrequente Schwingung, die den natürlichen Gehirnwellen in den tieferen Entspannungsphasen gleicht. Gehört wird zumeist nur ein Naturgeräusch, Walgesänge, Wasserfallrauschen oder Vogelgesänge, manchmal auch harmonisch zusammengefügte Klangepisoden, die positive Wirkung liefert jedoch der nicht hörbare Infraschall, der das Gehirn dazu anregt, diese niederfrequenten Gehirnwellen selbst vermehrt zu erzeugen. Die sogenannten Theta-Wellen werden im Gehirn zwischen vier und acht Hertz gemessen, in den niederen Bereich gelangt man beim Übergang vom Wachzustand zum Schlaf. Die Deltawellen, die sich zwischen einem halben und vier Hertz bewegen, misst man in den traumlosen Tiefschlafphasen, wo sich Zellen, Drüsen und Hormone regenerieren und regulieren, hier wird die Anregung zur Selbstheilung eingeleitet.

EFT – Emotional Freedom Technique

Der Erfinder der EFT, Ing. Gary Craig, war auf der Suche nach einer Methode, die seinem Wunsch nach einer Verbindung zwischen seinen wissenschaftlichen Ansprüchen und der nicht wissenschaftlich nachvollziehbaren Meridianlehre nachkam. Über verschiedene Ansätze der angewandten Kinesiologie, des Touch for Health, der Tought Field Therapie (TFT) und dem neurolinguistischen Programmieren (NLP) fand er eine einfache Methode zur Selbstbehandlung mittels einer Einstimmung auf das Thema mit einem bestimmten Satz, der Affirmation, und dem Klopfen auf bestimmten Meridianpunkten in einer festgelegten Sequenz. Die von Craig ausgewählten Meridianpunkte liegen auf allen Hauptmeridianen, daher ist eine Austestung, was genau betroffen ist, nicht mehr notwendig.

In der Praxis funktioniert das so, dass Sie Ihr „Problem" bewerten. Null würde dann bedeuten, dass Sie derzeit keine Schlafbeschwerden haben. Zehn hingegen sagt aus, dass Sie JETZT maximale Schlafbeschwerden haben.

Beim nächsten Schritt ist unbedingt erforderlich, dass die Polung stimmt. Wenn die Polung nicht stimmt, kann EFT nicht erfolgreich sein. Dies trifft auf ungefähr 40 % der Menschen zu. Um diese Polumkehr zu erreichen, verwendet man beim EFT einen einfachen Satz statt der Übung. Der Satz kann frei gewählt werden, er sollte lediglich drei Inhaltspunkte berücksichtigen – das Eingeständnis, die präzise genannte Unausgewogenheit und die volle Akzeptanz. Ein Satz bei Schlafschwierigkeiten könnte daher lauten: „Auch wenn ich nicht daran glaube, dass ich mit EFT meine Schlafschwierigkeiten abmildern kann, liebe und akzeptiere ich mich voll und ganz!"

Währenddessen Sie die von Ihnen gewählte Affirmation laut vorsagen, reiben Sie mit einer Hand den sogenannten „wunden Punkt" im oberen Brustbereich. Er befindet sich etwa acht Zentimeter neben dem Brustbein und etwa acht Zentimeter unterhalb des Schlüsselbeins. Sie werden diese Stelle sehr leicht finden, weil sie sehr druckempfindlich ist. Wenn es möglich ist, dann sollten Sie den Punkt auf der linken Körperseite wählen.

Nun werden 13 Meridianpunkte in Folge geklopft, und Sie sprechen während des Klopfens eine Verkürzung des Affirmationssatzes aus, beispielsweise „meine Schlaflosigkeit".

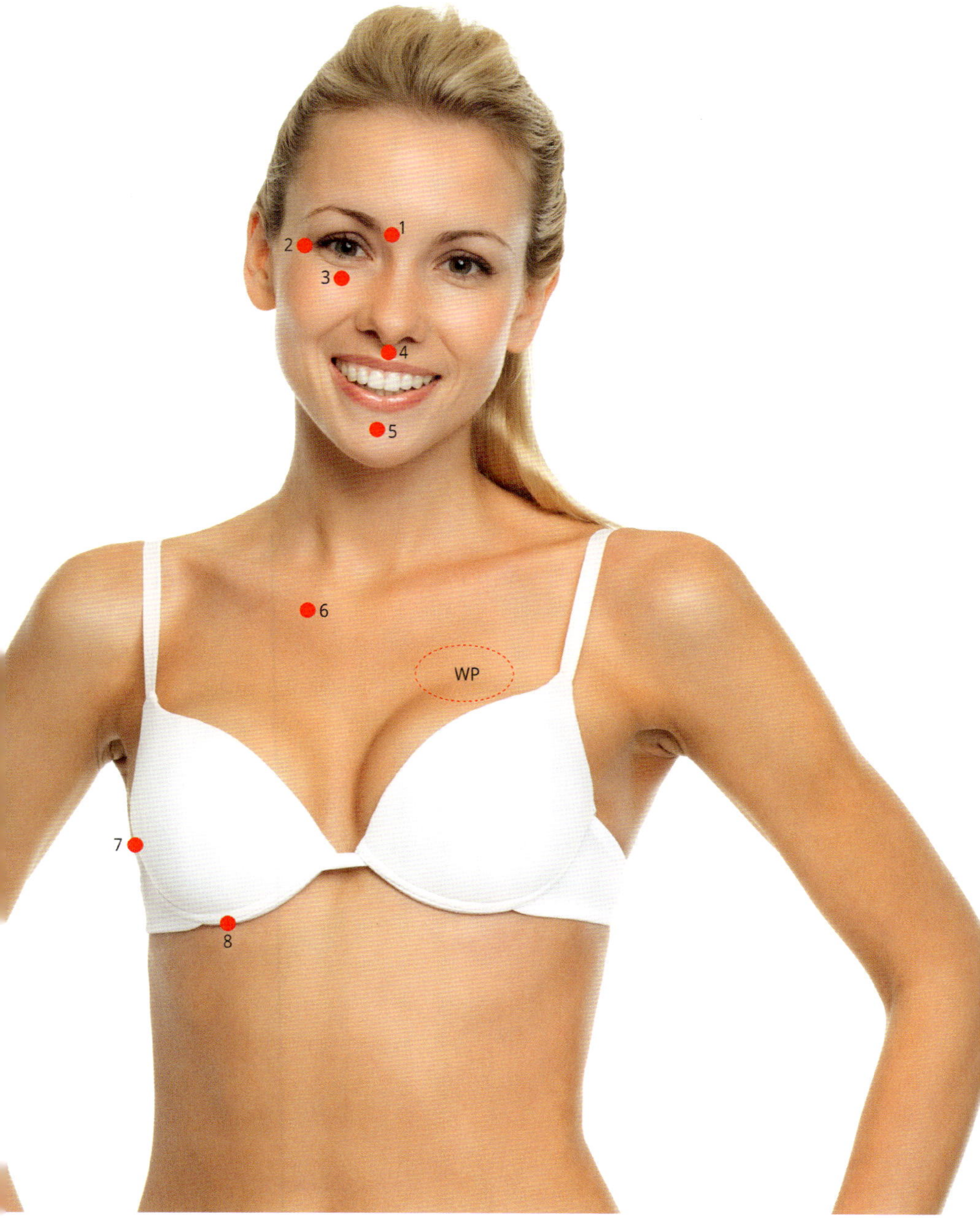

Abb. 27: EFT-Punkte Kopf

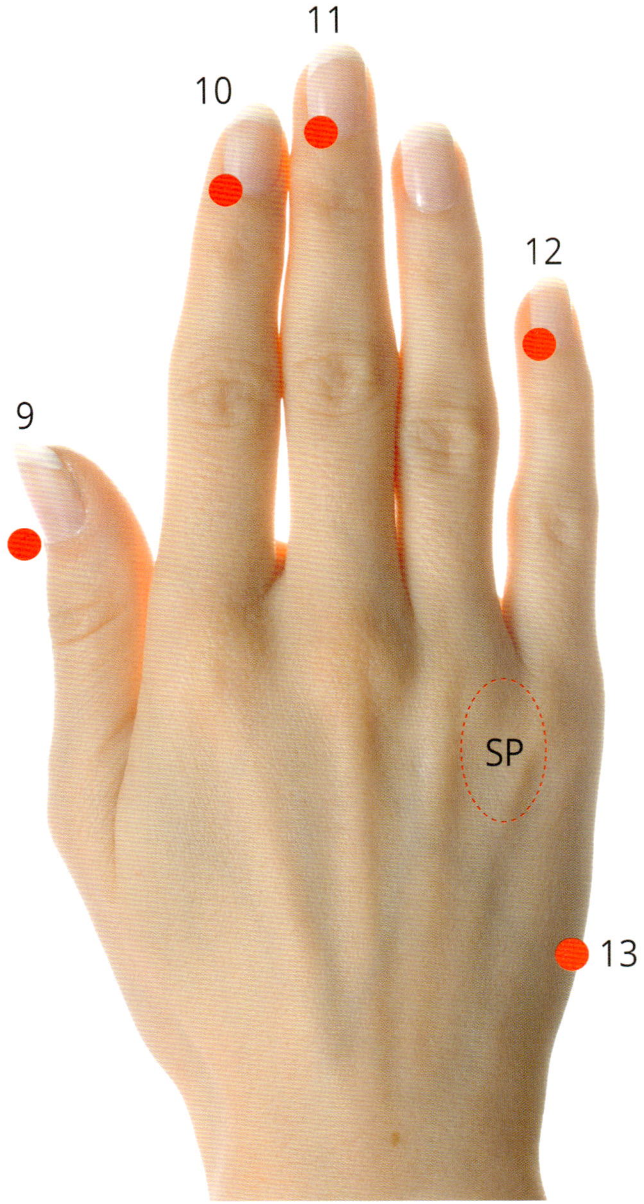

Abb. 27: EFT-Punkte Hand

- Punkt 01: Innenseite der Augenbrauen zur Nase hin
- Punkt 02: Außenseite des Auges
- Punkt 03: Unter der Mitte des Auges
- Punkt 04: Unter der Nase
- Punkt 05: in der Mitte des Kinns
- Punkt 06: knapp unterhalb des Schlüsselbeins in der Grube zum Brustbein hin
- Punkt 07: auf dem seitlichen Brustkorb unter dem Arm, in Höhe der Brustwarze
- Punkt 08: unter der Brustwarze
- Punkt 09: auf der Außenseite des Daumennagels beim Falz
- Punkt 10: auf dem Zeigefinger beim Falz (zum Daumen hin)
- Punkt 11: auf dem Mittelfinger beim Falz (zum Zeigefinger hin)
- Punkt 12: auf dem kleinen Finger beim Falz (zum Ringfinger hin)
- Punkt 13: auf der Handkante

Im Anschluss daran folgt eine weitere, sehr wichtige Klopfabfolge von Punkten und Augenbewegungen, die zur Feinabstimmung im Gehirn dient. Halten Sie beim Klopfen dieses speziellen Punkts auf der Handoberfläche zwischen Kleinfinger und Ringfinger, gleich hinter den Fingerknöcheln, Ihren Kopf möglichst gerade und ruhig.

- Sie klopfen den Punkt und
- schließen die Augen
- öffnen die Augen
- blicken nach unten rechts
- blicken nach unten links
- kreisen beide Augen einmal im Uhrzeigersinn
- kreisen beide Augen einmal gegen den Uhrzeigersinn
- summen laut ein paar Takte eines Liedes (zirka drei Sekunden)
- zählen laut von eins bis fünf
- summen laut wie beim vorletzten Punkt

Im Anschluss daran wiederholen Sie nochmals einen Durchgang der Klopfsequenz und den verkürzten Erinnerungssatz. Danach führen Sie eine erneute Bewertung Ihres Unbehagens durch, bis Sie bei Null angelangt sind.

Damit Sie aus der EFT-Anwendung einen Nutzen ziehen können, sollten Sie diese Technik zumindest über drei Wochen anwenden. Falls während der Bearbeitung des ursprünglichen Symptoms ein weiterer Aspekt dazukommt und Sie das Gefühl haben, Ihre Affirmation ist nicht mehr passend, dann ändern Sie diese und bearbeiten das neu aufgetretene Thema. Die Vorgangsweise gleicht dem ersten Thema, das Sie dann nicht mehr bearbeiten. Normalerweise wird Ihnen diese Technik von jemandem gezeigt, der Ihnen selbstverständlich auch für weitere Fragen zur Verfügung steht.

Meditation

Viele Menschen praktizieren autogenes Training als Entspannungsmethode. Diese fokussierte Methode, die auf Autosuggestion basiert, wird zumeist als Training mit sieben Bestandteilen absolviert. Die erste Übung lässt einen zur Ruhe kommen, die zweite löst ein Schweregefühl aus, die dritte fördert die Durchblutung, mit der vierten beeinflussen Sie den Atem, die fünfte lässt Ihr Herz regelmäßig schlagen und mit der sechsten konzentrieren Sie sich auf Ihren Bauchraum. Die letzte Übung gilt dem Kopf, sie dient der Konzentrationsverbesserung. Meditation aktiviert das vegetative Nervensystem, das Herzschlag, Atmung, Verdauung und Körperfunktionen beeinflusst. Jeder Mensch kann sich seine Lieblingsform der Meditation aussuchen. Manche hören lieber geführte Meditation, manche begeben sich auf eine fiktive Reise durch den Körper. Es ist Herausforderung und braucht jahrelanges Training, bevor man sich ins Bett zur Meditation legen kann und an gar nichts denkt. Dies ist für jemanden, der gerade erst anfängt zu meditieren, schwer vorstellbar, denn meistens schleicht sich ein Gedanke ein. Gedanken kommen und gehen, man kann ihnen nachsehen, aber man soll sie nicht festhalten. Wenn Sie meditieren, dann sollten Sie das regelmäßig tun, mindestens einmal täglich. Die frühe Morgenstunde oder knapp vor dem Einschlafen sind günstige Zeitpunkte für eine Meditation.

Meditation hat den Vorteil, dass der Geist klar und ruhig wird und sich der Körper entspannt. Die Sinne werden geschärft, und man kann auch lernen, sich besser abzugrenzen und nicht alles so nah an sich heranzulassen. Meditation hilft Ihnen, den klaren Fokus zu erreichen und zu behalten.

Mentaltraining

Mentaltraining ist eine weitere Methode zur positiven Lebensgestaltung und zur bewussten Nutzung der geistigen Fähigkeiten. Mentales Training hilft auch bei der Erreichung von Zielen; ein solches Ziel kann auch erholsamer Schlaf sein.

Mit Mentaltraining hat man die Möglichkeit, die Kommunikation mit sich selbst zu verbessern. Damit kann man die Gründe und Ursachen für Disharmonien selbst erkennen und die Einstellungen dazu leichter ändern. Die erlernten und einfach anzuwendenden Techniken wirken auf das Unterbewusstsein, sie können im Alltag jederzeit zur Entspannung, Neubewertung von Situationen und zur Umpolung von Gewohnheiten angewendet werden.

Wichtig ist dabei, bei der Bestimmung des Ziels einen gewissenhaften und gründlichen Ökocheck durchzuführen. Er dient dazu, dass es zu keinen unerwünschten Reaktionen im inneren oder äußeren System einer Person kommt. Der Istzustand wird akzeptiert, und man achtet genauestens auf innere oder äußere Einwände, die der Zielerreichung im Weg stehen, und schlüsselt auch den momentanen Nutzen (des sogenannten Co-Gewinns) des derzeitigen Verhaltens auf. Analysiert wird auch, ob es Werte, Personen oder Lebensbereiche gibt, die mit der Veränderung des Zustands nicht einverstanden sind. Die individuellen Antworten auf bestimmte Fragen können Aufschluss geben, ob man sich eventuell selbst im Unterbewusstsein einschränkt.

Gegebenenfalls könnte man sich überlegen, ob man aus seiner Schlaflosigkeit nicht doch einen ziemlich versteckten Nutzen zieht. Natürlich wird das zuerst einmal sofort verneint, mit Hilfe eines ausgebildeten Mentaltrainers und der Auswahl der geeigneten Methoden zeigt sich zumeist jedoch recht bald ein verborgenes Verhaltensmuster.

Selbstregulation

Die Selbstregulation zielt vor allem auf die Regulation des eigenen emotionalen Zustands ab. Es klingt sehr einfach, wenn man nur das annehmen soll, was kommt, und sich nicht allzu sehr in Begierden und Wünschen verstricken soll. Die Änderung solcher Verhaltensmuster bedarf zumeist eines Umdenkens auf der mentalen Ebene, das einen Ausstieg aus dem persönlichen Drama zur Folge hat. Dies wussten auch die antiken Philosophen, die ihre Schüler immer wieder dazu anhielten. Wem die fernöstlichen Lehren als zu unpraktikabel erscheinen, der kann vorerst auch mit den Gelehrten aus unserem Kulturkreis vorliebnehmen. Sei es nun die Inschrift des Apollontempels im antiken Delphi, die „Erkenne dich selbst!" lautet, oder der auch im übertragenen Sinn auslegbare Spruch des Mathematikers Archimedes von Syrakus, „Störe meine Kreise nicht!", bleibt jedem selbst überlassen. Das Ziel ist jedoch klar, es geht darum, zu sich zu stehen und zu wissen, was einem persönlich guttut.

Eine erfolgreiche Selbstregulation lenkt die vorhandenen Energien in die richtigen Bahnen, sodass unter anderem die in der TCM beschriebenen äußeren pathogenen Faktoren wie Wind, Hitze, Feuchtigkeit, Trockenheit, Trauer und Kälte und die dazugehörigen Emotionen wie Zorn, übermäßige Freude, Grübeln und Melancholie, Trauer und Angst/Schrecken auf uns keinen oder nur mehr wenig Einfluss haben.

Progressive Muskelrelaxation

Gestresste Menschen reagieren zumeist sehr positiv auf die progressive Muskelrelaxation (PMR). Dies können Sie auch abends im Bett praktizieren, wenn Sie bereits eine bequeme Liegeposition erreicht haben. Atmen Sie ein paarmal tief ein und aus, halten Sie für einen kurzen Moment den Atem an und spannen Sie dabei die Muskeln an. Beim Ausatmen lassen Sie wieder locker. Sie bearbeiten nach und nach alle Muskelgruppen, beginnend bei den Zehen und Füßen und gehen weiter bis zum Kopf.

Beim ersten Schritt atmen Sie ein, halten den Atem an und zählen bis fünf, während Sie die Zehen und die Füße so fest wie möglich anspannen. Beim Ausatmen entspannen Sie Zehen und Füße vollständig. Atmen Sie dreimal entspannt ein und aus und spüren Sie nach, wie entspannt Ihre Zehen und Füße sind. Wenn Sie dort weiterhin ein Spannungsgefühl verspüren, wiederholen Sie diese Übung, bis Sie entspannt sind. Gehen Sie dann in Ihrem Tempo und den Atempausen weiter zu Unterschenkeln, Oberschenkeln, Beckenbereich, Bauch, Oberkörper, Rücken, Schultern, Arme und

Hände, Hals und Nacken, Kopf und Gesicht. Achten Sie darauf, dass jede Muskelgruppe vollkommen entspannt ist.

Harmonisierung der Atmung

Atmen ist zumeist ein unbewusster Vorgang, dem erst dann Beachtung geschenkt wird, wenn einem der Atem stockt oder man sprichwörtlich außer Atem ist. Dies kann neben verschiedenen anderen Ursachen auch auf Stress zurückzuführen sein. Es hat sich gezeigt, dass Atemübungen dabei helfen können, den Körper gezielt zu entspannen und neue Energie zu tanken. Wer unter Stress steht, der atmet meistens schnell und flach, die sauerstoffreiche Luft kommt oftmals nur in den oberen Lungenbereich, ohne dass man dies bewusst wahrnimmt. Lenken Sie Ihre Aufmerksamkeit auf die Atmung und atmen Sie tief ein und aus; das wird Sie recht schnell entspannen. Falls Sie unter Asthma und/oder anderen Atemwegserkrankungen leiden oder generell Bedenken bei den Atemübungen haben, sprechen Sie bitte vor Durchführung der Übungen mit Ihrem Arzt!

• *Wechselseitige Nasenatmung*

Besonders die uralte Technik der wechselseitigen Nasenatmung aus dem Yoga kann Ihnen behilflich sein, wieder zur inneren Ruhe zu kommen. Ist Ihnen aufgefallen, dass Sie während des Tags verstärkt aus einem Nasenloch ausatmen und dass dies wechselt?

Dieser nasale Zyklus ist zwar schon lang bekannt, sein Zweck hat sich den Forschern aber erst jüngst erschlossen. Die schnelleren Bewegungen der Luft im dominanten Nasenloch erleichtern das Wiedererkennen von bestimmten Duftmarken. Manche Düfte erkennt man jedoch besser, wenn die Luft im ruhenden Nasenloch langsamer bewegt wird. Das regelmäßige Ruhen eines Nasenlochs im Rahmen des nasalen Zyklus, der zwischen 40 Minuten und 14 Stunden dauert, bringt Erholung für die Nasenschleimhaut und somit auch für die Geruchsnerven. Der Bereich im Gehirn, der diese Umschaltung steuert, ist auch für die Kampf-Flucht-Reaktion in Gefahrensituationen verantwortlich. Der natürliche Wechsel vom dominanten zum ruhenden Nasenloch wird daher auch bei Stress unterbrochen. Durch die bewusste Entscheidung der Änderung eines Nasenlochs zur hauptsächlichen Aufnahme von Atemluft lässt sich Stress abbauen. Dies erfolgt in sechs einfachen Schritten, zählen Sie bei jedem Schritt bis vier und reinigen Sie bei Bedarf vorher die Nase.

1. Verschließen Sie das linke Nasenloch und atmen Sie durch das rechte Nasenloch ein.
2. Verschließen Sie beide Nasenlöcher.
3. Atmen Sie durch das linke Nasenloch aus.
4. Atmen Sie durch das linke Nasenloch ein.
5. Luft anhalten – bis vier zählen (wichtig!) – und dabei die beiden Nasenlöcher verschließen.
6. Atmen Sie durch das rechte Nasenloch aus.

Diese sechs Schritte ergeben einen Durchgang, der mindestens fünf Minuten lang wiederholt werden soll. Diese Übung festigt auch den zirkadianen Rhythmus, am besten führt man sie in der ersten Stunde nach dem Erwachen aus.

• *Zwerchfellatmung*

Auch die Zwerchfellatmung kann die Auswirkungen von Stress mildern und den Lymphfluss anregen. Wenn wir durch Stress in den „Überlebensmodus" geraten, atmen wir flacher. Bewusstes, tiefes Atmen hingegen signalisiert dem Körper, dass alles in Ordnung ist und es uns gut geht. Das Gehirn vertraut den Reaktionen des Körpers. Diese Übung können Sie im Stehen oder im Sitzen durchführen. Legen Sie dazu eine Hand auf Ihren Bauchnabel. Atmen Sie tief ein und aus und achten Sie darauf, dass sich Ihre Hand mit dem Bauch mitbewegt. Sie sollte sich sichtbar einige Zentimeter auf und ab bewegen. Wollen Sie dies etwas intensivieren, schließen Sie die Augen und atmen Sie langsam durch den Mund ein. Der Bauch dehnt sich so weit wie möglich aus, Sie konzentrieren sich darauf, wie und wohin die Luft in Ihrem Körper strömt. Dann atmen Sie ganz langsam die gesamte Luft wieder aus dem Körper aus, dabei ziehen Sie den Bauch so fest wie möglich ein. Mit zehn solcher Atemzüge erkennen Ihre Zellen, dass eine Atempause erfolgt ist und es nun Zeit zum Neu-Durchstarten ist.

• *4-7-8-Atemübung*

Diese Übung entwickelte ein amerikanischer Arzt, der davon ausging, dass sie nach ungefähr sechs bis acht Wochen Erfolge bringt.

Legen Sie Ihre Zungenspitze auf den Gaumen gleich hinter den Schneidezähnen und belassen Sie die Zunge während der Übung an dieser Stelle. Atmen Sie vollständig und hörbar durch den Mund aus, dann schließen Sie den Mund. Atmen Sie langsam durch die Nase ein und zählen Sie dabei bis vier. Dann halten Sie den Atem an und zählen dabei gedanklich bis sieben. Nun atmen Sie hörbar und langsam komplett durch den Mund aus und zählen dabei bis acht. Diese Übungen führen Sie viermal hintereinander durch.

Sie können die Übung verstärken, wenn Sie alle belastenden Gedanken gleich mitausatmen.

Harmonisierung des Schlafrhythmus

Sind Sie überlastet, werden Sie zwar müde – aber stets zum falschen Zeitpunkt. Sie fallen erst gegen vier oder fünf Uhr in der Früh in den Tiefschlaf, nachdem Sie sich vorher nur im Bett herumgewälzt haben? An den Wochenenden ist dies meistens kein großes Problem, man bleibt länger auf und schläft am Vormittag. In der realen Arbeitswelt ist das jedoch meistens so nicht möglich. In diesem Fall könnte man andenken, den natürlichen zirkadianen Rhythmus zu harmonisieren. Dafür bedarf es jedoch gut einer Woche Zeit für die Umstellung, wo Sie keiner weiteren Belastung ausgesetzt sein sollten. Es ist daher nicht ratsam, bei bestehenden organischen Vorerkrankungen die Harmonisierung des Schlafrhythmus ohne ärztliche Rücksprache durchzuführen! Eine Auszeit oder ein Urlaub wäre ebenfalls günstig. Achten Sie gegebenenfalls darauf, dass Ihr Schlafzimmer beim Einschlafen möglichst dunkel und beim Aufwachen möglichst hell ist. Öffnen Sie nach dem Aufwachen sofort die Vorhänge oder schalten Sie eine Tageslichtlampe an.

Tag 1: Bleiben Sie 24 Stunden wach, gehen Sie um acht Uhr morgens schlafen im verdunkelten Zimmer und stehen Sie um 15 Uhr wieder auf.

Tag 2: Gehen Sie um zwölf Uhr mittags schlafen und stehen Sie um 19 Uhr auf (Tageslichtlampe nicht vergessen!).

Tag 3: Gehen Sie um 16 Uhr im verdunkelten Zimmer schlafen und stehen Sie um 23 Uhr auf (Tageslichtlampe nicht vergessen!).

Tag 4: Gehen Sie um 20 Uhr schlafen (Dunkelheit?) und stehen Sie um drei Uhr morgens auf (Tageslichtlampe nicht vergessen!).

Tag 5: Gehen Sie um 23 Uhr schlafen und stehen Sie um sechs Uhr morgens auf.

Harmonisierung durch Licht

Manchen Menschen hilft bei Schlafschwierigkeiten auch das natürliche Sonnenlicht. Das klingt zwar komisch, ist aber für das Gehirn und seine natürlichen Abläufe wichtig. Man sollte jedoch unterscheiden, ob Sie „nur" gestresst oder bereits überlastet sind. Stress ist eine Reaktion auf ein bestimmtes Ereignis, die bei manchen Menschen länger anhält und nicht abgebaut wird. Ein gestresster Mensch reagiert besser auf eine halbe Stunde Sonnenlicht in der ersten Stunde nach dem Aufstehen. Ein Morgenspaziergang oder bei schlechtem Wetter eine Tageslichtlampe über dem Frühstückstisch ist dabei sinnvoll. Wenn sich der Zustand bessert, können Sie morgens mit dem Sonnenlicht in Fünf-Minuten-Schritten zurückgehen. Ein überlasteter Mensch hingegen hält den Stress über eine längere Zeit aufrecht und braucht das Licht ungefähr fünf Stunden vor dem Zubettgehen, er sollte das helle Licht morgens eher meiden. Entweder Sie bleiben für 14 Tage zwei Stunden nach dem Aufwachen im Haus oder Sie setzen eine dunkle Sonnenbrille auf. Wenn Sie jedoch wie ein Stein schlafen und sich trotzdem nicht erholt fühlen, dann starten Sie mit der Lichtanwendung 90 Minuten nach dem Aufstehen und planen Sie dafür 45 Minuten ein.

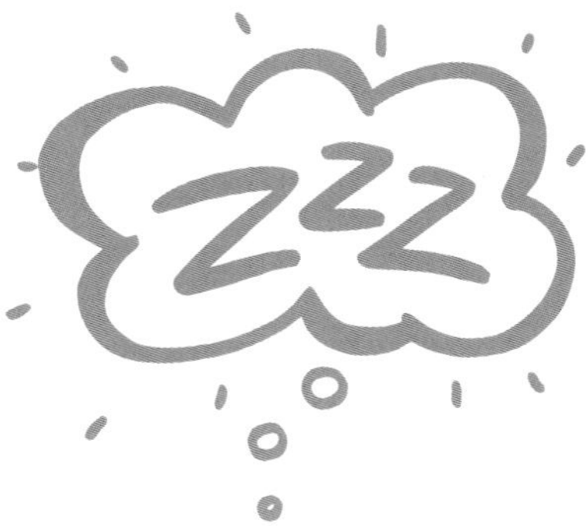

Adaptogene

Unter Adaptogenen versteht man pflanzliche Hilfsstoffe für den Körper, damit er sich bei erhöhten emotionalen und körperlichen Anspannungen leichter anpassen kann. Sie wirken an den körperlichen Regulationssystemen (Hypothalamus-Hypophysen-Nebennieren-Achse, Sympathikus und Nebennierenmark, Immunsystem).

Die Bezeichnung für diese in vielen Kulturen verwendeten Pflanzen stammt aus den 1940er-Jahren, als sich der russische Forscher Dr. Nikolai Lazarev intensiv damit beschäftigte. Ein Adaptogen muss ungiftig sein, die Widerstandskraft bei verschiedenen Stressoren erhöhen und die im Körper durch den Stress entstandenen Veränderungen normalisieren.

Adaptogene wurden in der traditionellen Volksheilkunde in allen Kulturen verwendet, in der TCM haben sich vielfach Vitalpilze vom ganzen Pilz (keine Pilzextrakte!) aufgrund ihrer entzündungshemmenden und regulierenden Wirkung bewährt. Sie sind jedoch nicht dazu gedacht, einen gesunden Lebensstil zu vernachlässigen. Wenn Sie Adaptogene in Ihre Ernährung einbauen wollen, dann achten Sie bitte darauf, dass natürlich alles Gute auch zu viel des Guten sein kann! Nehmen Sie keinesfalls eigenmächtig Adaptogene ein, diese benötigen eine ausführliche Aufklärung hinsichtlich ihrer Wirkweisen und der exakten Dosierung. Wollen Sie ein schlafförderndes Adaptogen verwenden, wird man Ihnen in der Regel zu einem Produkt raten und nicht zu einer Kombination. Gerade bei den Vitalpilzen kann aber die Kombination durchaus sinnvoll sein. Daher sollten auch unbedingt die begleitenden Umstände, die zu Ihrer Schlaflosigkeit geführt haben, ins Aufklärungsgespräch miteinbezogen werden. Bei einer Schwangerschaft sollen jedoch generell keine Adaptogene verwendet werden!

■ ALBIZIA

Die Seidenakazie wird vielfach als Zierpflanze verwendet, wächst aber auch wild. In der TCM werden die Blüten und die Rinde verwendet und traditionell gegen Durchfall, Schlafstörungen und Gedächtnisschwäche eingesetzt. Die Rinde wird auch zur Unterstützung bei Erholungsphasen nach Verletzungen eingesetzt.

■ AMERIKANISCHER GINSENG

Der echte Ginseng wurde und wird von vielen Indianerstämmen eingesetzt, obwohl er auch zu sehr stimulieren kann und mit verschreibungspflichtigen Medikamenten interagiert. Er stimuliert das zentrale Nervensystem, wirkt als Immuntonikum, hat viele Bitterstoffe und wirkt antidiabetisch.

■ ASHWAGHANDA

Die Verwendung der Schlafbeere ist in Indien schon seit Jahrtausenden bekannt. Ihr Name in Sanskrit bedeutet „riecht wie ein Pferd", davon sollten Sie sich jedoch nicht abschrecken lassen. Ashwaghanda gilt als beruhigendes Nervenstärkungsmittel und stärkt endokrine Funktionen. In Indien wird es auch zur Stärkung des Immunsystems eingesetzt. Ashwaghanda gehört zu den Nachtschattengewächsen; besondere Vorsicht ist bei überaktiver Schilddrüse und Eisenüberschuss im Blut angesagt.

■ CORDYCEPS

Der chinesische Raupenpilz kommt in der Natur sehr selten vor und war früher nur für den Kaiser und seine Familie reserviert. Traditionell wird der Cordyceps zur Stärkung der Nieren und der Lunge empfohlen. Der Pilz wirkt immunregulierend, deshalb ist in seinem Fall die Aufklärung durch einen Fachmann unabdingbar wichtig; es könnte zu einer Interaktion mit Immunsuppressiva kommen!

■ ELEUTHERO

Die auch als sibirischer Ginseng oder Taigawurzel bekannte Pflanze wirkt schlaffördernd, reduziert nächtliche Wachzeiten, wirkt nervenstärkend und unterstützt das Immunsystem, das Herz und die kognitiven Fähigkeiten und gleicht den Cholesterinspiegel und den Blutzucker aus. Auch die Ausdauer wird angekurbelt. Allerdings interagiert die Taigawurzel mit Herzmedikamenten und erhöht die Wirksamkeit von bestimmten Antibiotika und einigen anderen Arzneimitteln. Nehmen Sie daher niemals Taigawurzel ohne ausführliche und kompetente Beratung zu sich!

■ GOJI

In der TCM werden die Gojibeeren als Stärkungsmittel für die Leber angepriesen und haben somit auch eine gute Wirkung auf die Augen. Als Tonikum für Nieren und das gesamte Blutsystem wirken die Beeren entzündungshemmend und antioxidativ. Die Pflanze gehört zu den Nachtschattengewächsen, meiden Sie die Beeren, wenn Sie zu Durchfällen und Blähungen neigen.

■ HERICIUM

Der Igelstachelbart-Pilz ist bekannt für seine Wirkung auf sämtliche Organe des Verdauungsapparats und der Nervenbahnen. Besonders gern wird er – auch in Kombination mit dem Reishi – bei innerer Unruhe und Schlaflosigkeit eingesetzt.

■ REISHI

Der „Pilz des langen Lebens" ist seit zirka 2.400 Jahren bekannt; er kann laut TCM auch über längere Zeiträume unbedenklich eingenommen werden. Traditionell sind Schlafstörungen neben vielen anderen positiven Wirkeigenschaften angezeigt, da er sämtliche Entgiftungsorgane unterstützt. Er gilt trotz seiner über 400 bioaktiven Inhaltsstoffe als sehr mildes, trotzdem aber besonders wirksames Adaptogen.

■ RHODIOLA

Die Verwendung von Rosenwurz bedarf einer intensiven Auseinandersetzung mit den jeweiligen Beschwerden. Sie wird zwar traditionell bei

Stress, Abgespanntheit, als Immunstimulans, Herz- und Nerventonikum und bei Virenbelastung eingesetzt, kann aber auch bei einer zu späten Einnahme und bei Beschwerden im psycho-emotionalen Bereich zu Schlafstörungen führen.

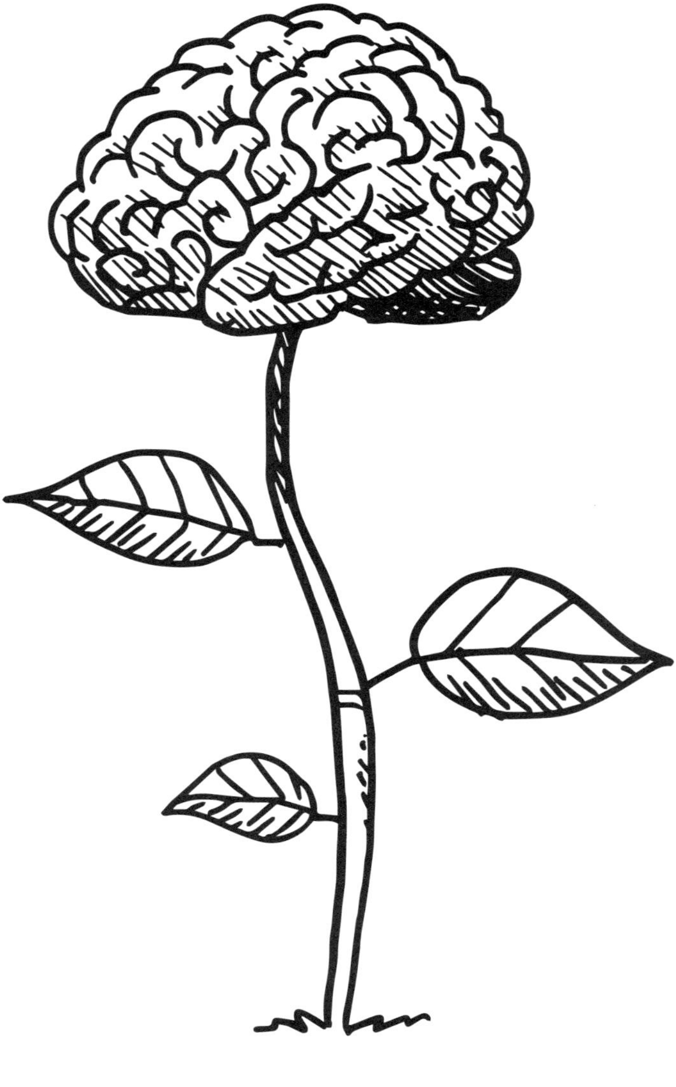

Verhaltensänderung versus Schlafmittel

In diesem Buch wird mehrmals darauf hingewiesen, wie wichtig das Gleichgewicht zwischen Körper, Seele und Geist ist. Es ist daher für mich unumgänglich, dass Ärzte, Therapeuten und Energetiker zum Wohl aller zusammenarbeiten, um das bestmögliche Ergebnis für den Einzelnen zu erzielen.

Schlaf ist nicht nur ein sehr komplexer Teil der menschlichen Natur, er ist auch enorm wichtig für das seelische Wohlbefinden. Energetisch gesehen erhält man während des Schlafs auch Zeichen und Botschaften vom „Individuellen Höheren Selbst“, damit das irdische Leben harmonischer abläuft. Bezieht man die jahreszeitlichen und auch die dem eigenen Biorhythmus entsprechenden Schwankungen im Schlafverhalten mit ein, hat man selbst viele Möglichkeiten, für einen guten Schlaf und einen entspannten, harmonischen Tagesablauf zu sorgen.

Der Biorhythmus beginnt mit dem Zeitpunkt der Geburt, die seelische, geistige und körperliche Lebenskraft schwingt wellenförmig auf und ab. Diese zyklischen Bewegungen wirken sich direkt auf unser Wohlbefinden aus. Es gibt daher Phasen, in denen man leistungsfähiger und aktiver ist, und Phasen, in denen man besser ruhen und rasten sollte. Der Biorhythmus lässt sich in drei Einheiten unterteilen. Der Körperrhythmus schwingt in einer Periode von 23 Tagen und beeinflusst die körperliche Leistungsfähigkeit, der Seelenrhythmus schwingt im 28-Tage-Zyklus, und der geistige Rhythmus hat alle 33 Tage seinen Höhepunkt.

Ist der Körperrhythmus am Tiefpunkt, ermüdet man schneller und hat das Gefühl, mehr Schlaf als sonst zu brauchen. Ist der geistige Rhythmus am Höhepunkt, kann es vorkommen, dass man mehr grübelt und überlegt als sonst. Ist der Seelenrhythmus am Tiefpunkt, ist man psychisch weniger belastbar und macht sich vielleicht auch zu viele unnötige Sorgen.

Der Biorhythmus kann nicht verändert werden, aber man kann mit dem Wissen zur jeweiligen Phase seine Einstellung zu einer etwaigen Schlafstörung verändern. Im Internet sind viele verschiedene Biorhythmus-Rechner zu finden. Man kann sich den Biorhythmus dort sehr einfach durch die Eingabe des Geburtsdatums anzeigen lassen.

Im Buch des Gelben Kaisers Huangdi wird im Abschnitt „Die Kunst, in Einklang mit den Jahreszeiten zu leben" ausführlich erklärt, dass man sich in den drei Frühlingsmonaten früh zurückziehen und auch früh aufstehen und vor allem Gleichmut entwickeln soll, denn es ist die Jahreszeit für die Leber. Im Sommer hingegen kann man sich etwas später zurückziehen, sollte jedoch immer noch früh am Morgen aufstehen, den Zorn meiden und körperlich rege bleiben. Der Herbst bringt alle Dinge in der Natur zur vollen Reife, der Wind beginnt sich zu regen. In dieser Zeit sollte man sich mit dem Sonnenuntergang zurückziehen und in der Morgendämmerung aufstehen. Es ist wichtig, Ruhe und Frieden zu bewahren, damit man nicht in Depressionen verfällt. Während der Wintermonate ziehen sich alle Dinge zurück und treten in eine Ruhephase ein, man soll sich deshalb bald zurückziehen und mit der Sonne aufstehen. Auch soll man sich warmhalten, damit die Nierenenergie nicht in Mitleidenschaft gezogen wird.

In der Dezember-2016-Ausgabe des renommierten Geo-Magazins erschien der Artikel „Schlafen lernen" von Dr. Hania Luczak. Darin wird darauf hingewiesen, dass es 80 Arten von Schlafsensationen gibt, von denen die meisten eine psychische Ursache haben. Manchmal stecken aber auch organische Ursachen dahinter wie das Restless-Legs-Syndrom oder das obstruktive Schlafapnoe-Syndrom. Bei Letzterem soll die CPAP-Therapie helfen, bei der im Atemweg mithilfe einer Schlafmaske ein Überdruck erzeugt wird, um den Atemweg offen zu halten. Nähere Informationen dazu erhalten Sie in einem Schlaflabor.

Als eine weitere organische Erkrankung wird die Narkolepsie, die Schlummersucht, beschrieben, bei der die Schlaf-Wach-Regulation beeinträchtigt ist. Diesbezüglich sind mehrere verschiedene Symptome nachweisbar, es kommt jedoch typischerweise zu einer vermehrten Tagesschläfrigkeit und zum Verlust der Muskelspannung. Dies geht zumeist einher mit einem Autoimmunprozess im Gehirn, der mithilfe von neurologischen Untersuchungen festgestellt werden kann.

Die Einnahme verschreibungspflichtiger, schlaffördernder Mittel ist weit verbreitet, sie nimmt sogar noch weiter zu. Diese Schlafmittel bewirken aber keinen natürlichen Schlaf, sie verändern vielmehr das Schlafverhalten.

In den letzten Jahren sind sogar einige Schlafmittel wieder vom Markt genommen worden, weil die Nebenwirkungen stärker waren als ursprünglich angenommen. Während frühere Schlafmittel eher dämpfend wirkten, rufen neuere Schlaftabletten eine weniger starke Betäubung hervor. Allerdings unterdrücken sie die REM-Phasen und bringen so den gesamten Schlafrhythmus durcheinander. Oft kommt es in der Folge auch zu Tagesmüdigkeit, Vergesslichkeit oder unbewusster nächtlicher Aktivität. Ist man untertags müde, trinkt man vermehrt Kaffee oder andere Stimulatoren, die einen dann abends nicht einschlafen lassen. Die Situation verschlimmert sich also. Nimmt man mehr Tabletten ein, braucht man wieder mehr Kaffee, um wach zu bleiben. Die Spirale dreht sich also immer weiter nach unten. Ein Absetzen der Medikamente, das niemals eigenmächtig erfolgen soll, lässt Sie dann wahrscheinlich noch schlechter schlafen als zu Beginn der Einnahme; es kommt zu einer Art Entzug. Eine Studie ergab zwar, dass Menschen mit Schlafmitteln subjektiv den Eindruck haben, sie würden schneller einschlafen und weniger oft aufwachen, objektiv ergab die Auswertung jedoch keinen Unterschied zu Placebos.

Neben einer Art Verhaltenstherapie, zum Beispiel dem Führen eines Schlaftagebuchs oder der Einführung eines sogenannten „Grübelstuhls", auf dem man vor dem Zubettgehen seine Sorgen kurz Revue passieren lässt und sich Lösungsansätze für die Probleme notiert, ist auch hilfreich, die altbekannten Schlafräuber zu meiden. So ist es bei Schlafhemmungen nicht ratsam, ständig in der Nacht auf die Uhr zu schauen. Man sollte auch vermeiden, vor dem Fernseher einzuschlafen. Versuchen Sie, sich an die nachfolgenden einfachen Empfehlungen zu halten, und Sie beseitigen dadurch einen relativ großen Anteil der Störfaktoren.

- Achten Sie auf das Tageslicht:
  mindestens 30 Minuten natürliches Sonnenlicht täglich.
- Vermeiden Sie Stimulantien wie Kaffee, Tee, Nikotin, aufputschende Energydrinks, Cola und Alkohol, besonders nach 14:00 Uhr.
- Legen Sie sich nicht am späten Nachmittag nochmals zum Schlafen hin, ab 15 Uhr sollten Sie wach bleiben.
- Essen und trinken Sie abends nur wenig.
- Betreiben Sie Sport nicht zu spät abends, nicht später als drei Stunden vor der geplanten Schlafenszeit.

- Entspannen Sie sich vor dem Zubettgehen, eventuell auch mit einem heißen Bad.
- Gehen Sie immer zur gleichen Zeit ins Bett und stehen Sie zur gleichen Zeit wieder auf.
- Achten Sie auf das Raumklima im Schlafzimmer.
- Bleiben Sie nicht wach im Bett liegen – stehen Sie auf und erledigen Sie entspannende und nicht zu anstrengende Tätigkeiten, bis Sie wieder müde werden.

Sind sämtliche äußeren und inneren pathogenen Umstände beseitigt, dann bedarf es auch noch der Geduld. Jede Umstellung braucht ihre Zeit, das geht leider nicht von jetzt auf gleich. Auch wenn wir es geistig bereits verankert haben, so brauchen unsere Körperzellen zuweilen etwas länger, bis auch sie erkennen, dass nun alles in Ordnung ist und sich die größtmögliche Entspannung und der Schlaf einstellen können.

Wenn es Ihnen gut geht und Sie friedlich und entspannt schlafen können, sind Sie untertags hellwach und aktiv; der Schlaf wirkt tief und erholsam, und vielleicht erkennen Sie im Traum, dass Sie träumen. Dies nennt man luzides Träumen. Sie sind auch in Ihren Träumen präsent und können entscheiden, wovon Sie träumen wollen, und ihren Träumen eine bestimmte Richtung vorgeben. Luzides Träumen erleichtert das Einschlafen und ermöglicht in den meisten Fällen auch eine vollkommen andere Sichtweise des Alltagslebens. Damit können Sie beispielsweise ein Ziel programmieren, das Sie erreichen möchten, oder einfach nur Ideen sammeln. Diese Fähigkeit verhalf vielen Erfindern und auch Künstlern – wie Albert Einstein oder Steven King – zu Geistesblitzen für erfolgreiche Projekte.

Ein kleiner Trick, luzides Träumen zu erlernen, ist die Konzentration auf Zahlen im normalen Tagesverlauf. Zahlen begleiten uns überall, auf Uhren, Kalendern, beim Einkaufen, am Computer, auf Straßenschildern, Hausnummern, auf Türen … man kann ihnen praktisch nicht entkommen. Schauen Sie im Wachbewusstsein auf eine Zahl sowie deren Umgebung und auch aktiv wieder weg, dann schauen Sie noch ein zweites Mal genau hin. In der Regel bewegt sich die Zahl nicht, sie verändert sich auch nicht. Die Zahl bleibt komplett gleich groß, gleich scharf und gleich klar wie auf den ersten Blick. Im Traum ist das anders, dort sehen Sie die Haupttraumbilder schärfer und klarer, Hintergrunddetails wie Zahlen verschwimmen zumeist. Wenn

Sie untertags geübt haben, sich auf Zahlen im Hintergrund zu fokussieren, dann können Sie das auch in der Nacht, während Sie träumen. Sie entdecken eine Zahl im Traum, und dann schauen Sie noch ein zweites Mal auf diese Zahl. Im Traum hat sie sich verändert, und Sie wissen, dass Sie träumen!

Luzides Träumen funktioniert auch, wenn Sie sich eine Botschaft aus Ihrem Unterbewusstsein wünschen. Dazu wiederholen Sie öfters ein Schlagwort vor dem Einschlafen, das mit der jeweiligen Situation, zu der Sie eine Antwort wünschen, einhergeht. Und wachen Sie dann am nächsten Morgen auf, dann wissen Sie, was zu tun ist.

Resümee

Das vorliegende Buch zeigt Möglichkeiten auf, wie man Energetik und energetische Methoden zur Verbesserung des Schlafs und somit des eigenen Wohlbefindens anwenden kann. Oft wird Energetik im allgemeinen Sprachgebrauch aber mit Esoterik verwechselt. Auch der Begriff Spiritualität wird zuweilen missbräuchlich verwendet.

Ein Energetiker ist eine Person, die andere Menschen mit Hilfe der universellen Lebensenergie wieder in Balance bringt und Selbstheilungskräfte anregt. Oftmals werden dafür uralte Methoden verwendet, manchmal neu erfundene. Alle Methoden haben jedoch eines gemeinsam: die Wiederanbindung an die universelle Lebensenergie. Das hat weder etwas Magisches noch etwas Okkultes an sich, sondern betrifft das uralte Bestreben der Menschheit schlechthin, sich selbst zu helfen und im Frieden und Einklang mit seiner Umwelt zu leben.

Ein Energetiker führt seine Anwendungen im Rahmen seines Gewerbescheins, seiner Ausbildungen und seiner Fähigkeiten aus. Jeder kann sich über die Berufsbeschreibung des Energetikers, der im feinstofflichen Bereich arbeitet, informieren. Wie bei jedem Berufsbild gibt es unterschiedliche Herangehensweisen an den Beruf. Der mündige Kunde wird sehr schnell selbst herausfinden, wer seriös arbeitet und wer nicht!

Esoterik hingegen bedeutet im eigentlichen altgriechischen Wortsinn, dass etwas „innerlich" oder dem „inneren Kreis zugehörig" ist, also nicht öffentlich gemacht werden darf, kann oder soll. Sehr oft sind damit Geheimlehren gemeint, die eine mystische Anhaftung besitzen. Das Gegenteil von Esoterik ist die Exoterik, also eine Lehre, die jeder wissen und erlernen kann.

Spiritualität, abgeleitet aus dem lateinischen Wort für Geist, bedeutet in seinen Abwandlungen sowohl Geist, Atem und Psyche und zeigt eine transzendente Verbindung zur geistigen Unendlichkeit auf. Während Religiosität an bestimmte Glaubensgemeinschaften oder Religionsgemeinschaften gebunden ist, ist die Spiritualität frei von Bindungen an festgelegte Glaubensregeln einer Konfession. Ein spiritueller Mensch weiß, dass es neben der sichtbaren Welt auch noch Dinge gibt, die nicht alle Personen sehen, hören oder fühlen können. Die erweiterte Wahrnehmung, die weder mit bewusstseinserweiternden Mitteln herbeigeführt noch durch gesellschaftlichen Druck abtrainiert wurde, zeichnet spirituelle Menschen aus. Sie haben über die Jahrtausende das alte Wissen weiterentwickelt und weitergegeben. Erst in den letzten 2.000 Jahren wurden sie dämonisiert und zu Hexen und Zauberern abgestempelt. Allen Ausrottungsversuchen zum Trotz, überlebten ihre Erfahrungen und Lehren, weil sie zu gewissen Zeiten nicht jedem zugänglich waren. So fanden die transzendenten Lehren der frühen Philosophen über die Esoterik wieder ihren Weg an die Öffentlichkeit.

Energetik ist jedenfalls keine Hexerei. Sie steht allen Menschen, egal welcher Herkunft oder Religion, offen gegenüber und ist natürlich auch keine Konkurrenz für andere Berufsbilder oder Tätigkeiten. Im Gegenteil, die Zusammenarbeit mit anderen Tätigkeitsbereichen ist erwünscht und dient dem Wohl des Einzelnen und des großen Ganzen. Das Energiefeld ist sowieso auf der Erde vorhanden, es ändert und durchlichtet sich permanent, warum sollte man dieses enorme Potenzial nicht nutzen? Es hängt lediglich vom jeweiligen Bewusstseinsgrad ab, ob man der Energetik argwöhnisch gegenübersteht oder dieses wunderbare Geschenk für sich und seine Mitmenschen nutzt.

Man muss dem Ganzen nicht kritiklos gegenüberstehen, Fragen und Bedenken dürfen, sollen, können und werden in einem Gespräch mit Sicherheit geklärt werden. Ein gewisses Maß an Offenheit ist jedoch erforderlich, damit man nicht mit seiner vorgefassten Meinung in der Selbstsabotage hängenbleibt.

Quellenangaben

Literatur

Beinfield Harriet/Korngold Efrem: Traditionelle Chinesische Medizin, Grundlagen – Typenlehre – Therapie. München 2005

Benesch Horst: Klopf dich gesund, Blockaden lösen, schmerzfrei werden durch die EFT-Klopfakupressur. München 5/2007

Christianson Alan: Schlank ohne Stress, Nebennieren in Balance. Die Diät. München 2016

Clark Hulda: Heilung ist möglich. Eine revolutionäre Technik zur Behandlung chronischer Erkrankungen. München 1997

Dahlke Rüdiger: Krankheit als Symbol. Ein Handbuch der Psychosomatik, Symptome, Be-Deutung, Einlösung. München 18. Auflage 2007

Devereux Paul: Places of Power. Secret Energies at Ancient Sites: A Guide to Observed or Measured Phenomena. London 1990

Fraser Peter H./Massey Harry/Wilcox Joan Parisi: Decoding the Human Body Field: The New Science of Information as Medicine. Rochester 2008

Hagia Chora, Fachzeitschrift für Geomantie: Nummern 1/2/3/4 aus 1999, 5/6/7 aus 2000, 8/9/10/11 aus 2001, 12/13/14/aus 2002, 15/16/17 aus 2003, 18/19 aus 2004, 20/21/22 aus 2005, 23/24 aus 2006, 25/26/27/28 aus 2007, 29/30/31 aus 2008, 32/33 aus 2009, 34/35 aus 2010, 36 aus 2011, 37/38 aus 2012, 39 aus 2013, 40 aus 2014, 41 aus 2015, 42 aus 2016 (Diverse Artikel zum Abrufen unter: http://www.geomantie.net/issue/index.html)

Halter-Götz Sandra, Skripten zu Orten der Kraft, Grundlagen der Geomantie, Wahrnehmungsschule, Verlag Humboldt Fernlehr Institut, Wien 2014

Hartung Werner/Stallkamp Anne: Neue Geomantie. Heilung des Menschen und der Erde. Güllesheim 2017

Hempen Carl-Hermann: dtv-Atlas, Akupunktur. München 12. Auflage 2014

Kronen Zeitung, Wien: Ausgabe vom 27. 01. 2019, Beilage

Kubiena Gertrude: Grundlagen der Traditionellen Chinesischen Medizin. Wien 2011

Künne Thomas/Schubert Inge: Die heilende Kraft der Planetenschwingungen. Theorie und Praxis der Phonophorese. Murnau 2/2010

Li Wu: Gesunder Schlaf mit TCM. Murnau 2015
Luczak Hania: „Schlafen lernen"; in: GEO Magazin, Dezember 2019, S. 36 ff.
Maciocia Giovanni: Grundlagen der Chinesischen Medizin. 2/2008
Maoshing Ni (Hg.): Der Gelbe Kaiser. Das Grundlagenwerk der Traditionellen Chinesischen Medizin. 2011
Oberfeld Gerd: Elektrosmog. Informationsmappe. Mai 2004. www.salzburg.gv.at/umweltmedizin
Platt Michael E.: Die Hormonrevolution. Spektakuläre Behandlungserfolge mit bioidentischen Hormonen bei Schilddrüsenstörungen, Osteoporose, Migräne, ADHS, Gewichtsproblemen, PMS, Diabetes, Müdigkeitssyndrom, Fibromyalgie, Sexuellen Störungen, Wechseljahresbeschwerden u. v. a. m. Kirchzarten bei Freiburg 7/2013
Pirchl Gerhard: Geheimnis Adernsterne. Unterirdische Kraft- und Orientierungslinien aus prähistorischer Zeit. Wien-Bozen 2004
Römmler Alexander: Hormone. Leitfaden für die Anti-Aging-Sprechstunde. Stuttgart 2014
Scheffer Mechthild: Praxis der Original Bach-Blütentherapie. Das Basis-Material zur Selbstanwendung und Beratung. Kreuzlingen/München 2008
Stelzl Diethard: Heilen mit kosmischen Symbolen. Ein Praxisbuch. Darmstadt 3/2005
TCM Handbuch. Köln 2012
Vonk Jan: Holistic Pulsing, Die heilsame Kraft der Berührung. Frankfurt am Main 2011
Walker Matthew: Das große Buch vom Schlaf: Die enorme Bedeutung des Schlafs. Beste Vorbeugung gegen Alzheimer, Krebs, Herzinfarkt und vieles mehr. München 2018
Weinmann Marlene: Schmerzfrei durch Fingerdruck. Die 200 wichtigsten Akupressurpunkte. Stuttgart 2013
William Anthony: Mediale Medizin. Der wahre Ursprung von Krankheit und Heilung. 10/2016

Internet

www.jneurosci.org/content/early/2019/01/25/JNEUROSCI.2408-18.2018, dl. 04. 03. 2019

www.cell.com/current-biology/fulltext/S0960-9822(19)30098-3?_returnURL=https%3A%2F%2Flinkinghub.elsevier.com%2Fretrieve%2Fpii%2FS0960982219300983%3Fshowall%3Dtrue, dl. 04. 03. 2019

www.palverlag.de/schlaf-schlafstoerung.html, dl. 20. 03. 2019

www.morgenpost.de/web-wissen/gesundheit/article108476366/In-der-Nacht-muss-es-richtig-dunkel-sein.html, dl. 20. 03. 2019

www.dober.de/religionskritik/aufklaerung1.html, dl. 20. 03. 2019

www.tem-zentrum.at/standorte/bad-kreuzen/traditionelle-europaeische-medizin.html, dl. 20. 03. 2019

www.gesundheit-in-bewegung.com/2017/08/12/qi-jing-ba-mai-die-8-au%C3%9Ferordentlichen-gef%C3%A4%C3%9Fe/, dl. 12. 03. 2019

derstandard.at/1310511322307/Nicht-nur-bei-Habsburg-Die-getrennte-Bestattung-von-Herzen-und-Eingeweiden, dl. 27. 02. 2019

www.who.int/peh-emf/about/WhatisEMF/en/index1.html, dl. 14. 03. 2019

www.esotericonline.net/profiles/blogs/electromagnetic-polarity, dl. 14. 03. 2019

www.geomantie.net/article/read/6148.html, dl. 17. 03. 2019

www.geomantie.net, dl. im Zeitraum zwischen 3/2018 und 7/2019

www.medizin.pr-gateway.de/koppelungslinien-die-verkannte-gefahr-fur-die-umwelt-und-die-gesundheit/, dl. 14. 03. 2019

www.newsmax.de/brummtoene--ihre-wahrscheinliche-entstehung-durch-koppelungslinien--und-wie-man-den-brummton-abschalten-kann-.pressemitteilung59871.html, dl. 14. 03. 2019

www.esmog-shop.com/magazin/5g-strahlung/, dl. 18. 03. 2019

www.elektrosmog-und-gesundheit.de/2018/schlafstoerungen-durch-elektrosmog/, dl. 18. 03. 2019

medizin.pr-gateway.de/koppelungslinien-die-verkannte-gefahr-fuer-die-umwelt-und-die-gesundheit/, dl. 20. 03. 2018

www.grueneerde.com/de/produkte/schlafen/schlaf-ratgeber/ratgeber-schlafzimmertemperatur/schlafzimmertemperatur.html?0, dl. 18. 03. 2019

www.ugb.de/serotonin/serotonin-schkolade-fischoel-kohlenhydrate/, dl. 18. 03. 2019
www.vitanet.de/krankheiten-symptome/glutensensitivitaet, dl. 18. 03. 2019
www.konsument.at/handystrahlung092016, dl. 16. 02. 2019
www.bionicbalance.at/tag/mikrowelle/ dl. 20. 03. 2019
www.kup.at/kup/pdf/635.pdf, dl. 20. 03. 2019
www.erhoehtesbewusstsein.de/warum-die-meisten-menschen-magnesiummangel-haben-die-zeichen-und-was-du-tun-kannst/, dl. 20. 03. 2019
ptaforum.pharmazeutische-zeitung.de/index.php?id=1089, dl. 20. 03. 2019
www.zentrum-der-gesundheit.de/wirkung-nebenwirkung-und-dosierung-von-5-htp.html, dl. 07. 02. 2019
www.zentrum-der-gesundheit.de/glutenintoleranz.html, dl. 07. 02. 2019
www.zentrum-der-gesundheit.de/parasitenbefall.html, dl. 27. 02. 2019
www.spiritofhealthmagazin.com/2016/07/07/toxoplasma-gondii-manipulieren-parasiten-unser-verhalten/, dl. 27. 02. 2019
www.forum-bioenergetik.com/doks/fsg_tattwas01.pdf, dl. 20. 03. 2019
www.palverlag.de/schuldgefuehle-kapitel1.html, dl. 20. 03. 2019
www.yoga-vidya.de/prana/nadis-und-chakras/nadi/, dl. 27. 02. 2019
www.enjoyliving.at/home/goodies/biorhythmus-rechner.html, dl. 20. 03. 2019
www.therapeutika.ch/, dl. 22. 03. 2019
www.edelstein-datenbank.de, dl. 23. 03. 2019
www.riseon.org/schlaf/natuerliche-schlafmittel/, dl. 23. 03. 2019
www.heilsteinwiki.de/heilsteine-gegen-schlafstoerungen/, dl. 23. 03. 2019
www.schnelleinfachgesund.de/gesunder-schlaf/, dl. 24. 03. 2019
www.deutschlandfunk.de/besser-schlafen-mit-delta-wellen.676.de.html?dram:article_id=21989, dl. 25. 03. 2019
secret-wiki.de/wiki/Gehirnwellen, dl. 25. 03. 2019
www.schlafzimmer.de/gesund-schlafen/schlaftipps/meditation-vor-dem-schlafengehen/, dl. 02. 04. 2019
www.gesundheit.gv.at/krankheiten/gehirn-nerven/schlafstoerungen/narkolepsie, dl. 03. 04. 2019
kurier.at/wissen/4-7-8-atemtechnik-so-schlafen-sie-in-weniger-als-einer-minute-ein/141.985.713, dl. 03. 04. 2019

www.everyday-feng-shui.de/garten-balkon/, dl. 04. 04. 2019
www.zeit.de/2019/04/mobilfunknetz-5g-datenuebertragung-gesundheitsgefahr-strahlenbelastung, dl. 10. 04. 2019
www.zentrum-der-gesundheit.de/schlamittel-schaedlich-ia.html, dl. 05. 05. 2019
www.dgsm.de/index.php?language=german, dl. 06. 05.2019

Bildnachweis

Shutterstock: 1, 2, 3, 10, 14, 27, 30, 36. 48, 71, 72, 91, 92, 103–110, 119, 120, 128, 132
Kraftplatzl: 33
Birgit Blassnick: 37, 40, 45, 46, 56, 58 (Foto einer Ansichtskarte), 65, 114